U0266819

居家康复训练指导

主编　卢红建

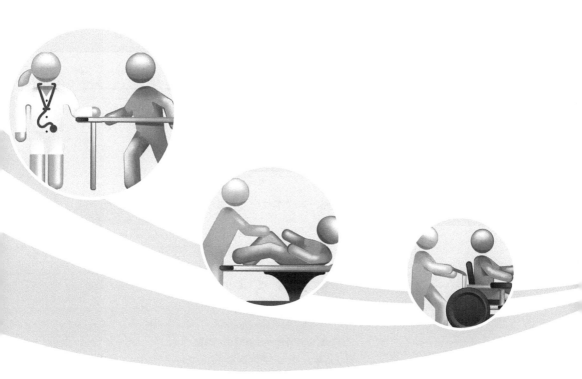

科学出版社

北　京

内 容 简 介

本书共 11 章，重点针对社区与居家需要延续性康复治疗的患者提供康复训练的相关知识，内容包括偏瘫康复、异常步态康复、吞咽障碍康复、言语障碍康复、认知障碍康复、疼痛康复、二便障碍康复、心肺功能障碍康复、截瘫康复、骨质疏松症康复、居家康复用药指导等，还详细介绍了不同功能障碍患者的良肢位摆放、辅助器具的正确使用和技巧，以及如何合理用药等方面的知识。

本书图文并茂，可供社区医疗服务中心人员、居家照护者及患者阅读，是居家患者功能训练的参考依据。

图书在版编目（CIP）数据

居家康复训练指导 / 卢红建主编. — 北京：科学出版社，2024. 11. — ISBN 978-7-03-079820-6

Ⅰ. R49

中国国家版本馆CIP数据核字第2024QY2906号

责任编辑：郝文娜 / 责任校对：张 娟
责任印制：师艳茹 / 封面设计：吴朝洪

科 学 出 版 社 出版
北京东黄城根北街 16 号
邮政编码：100717
http://www.sciencep.com

北京富资园科技发展有限公司印刷
科学出版社发行 各地新华书店经销
*

2024 年 11 月第 一 版 开本：720×1000 1/16
2024 年 11 月第一次印刷 印张：9 1/4
字数：159 000
定价：78.00 元
（如有印装质量问题，我社负责调换）

编者名单

主　　编　卢红建

副 主 编　张秀花　肖玉华

编　　者（按姓氏汉语拼音排序）

曹　慧　陈伟观　胡永林　卢红建

宋新建　王锦林　肖玉华　张秀花

绘　　图　汪　蕾

学术秘书　方思倩

前言

随着全球性人口老龄化加速和疾病谱的变化，康复医学的价值和意义越发凸显。《"健康中国2030"规划纲要》提出，推动医疗卫生服务延伸至社区、家庭，完善治疗－康复－长期护理服务链，全方位、全周期维护和保障人民健康。近年来，虽然我国三级康复服务网络逐步建立，但现阶段社区康复医疗水平参差不齐、专业康复人员不足、康复服务项目单一，患者出院后的居家康复需求依然得不到满足。如何科学合理、以人为本地为居家功能障碍患者提供规范、有效的康复服务，已成为社会各界必须共同面对和着力解决的迫切问题。

居家康复又称上门康复是患者在家庭环境中进行的康复训练，与住院康复、门诊康复、远程康复等并列，是康复医疗领域的一种新兴模式，有效的康复服务，已成为社会各界必须共同面对和着力解决的问题，已成为现代康复医学的重要组成部分。因其突破时空限制，支持患者在家中随时进行康复训练，可有效节省患者的住院费用、交通费用及陪护费用，减轻患者的经济负担；同时，熟悉的家庭环境，家庭成员的支持和关爱，也能为患者带来积极的心理暗示，促进康复进程，使患者在疾病后期的长期照护阶段能够获得功能恢复、独立生活及重返社会的机会。发达国家居家康复体系相对完善，但我国居家康复起步晚，康复专业优质人力资源多集中在医院，居家康复资源匮乏，特别是社区居家卫生工作人员、患者及照护者缺乏康复相关知识和操作技能，这些都是影响我国康复医学快速发展的现实问题。

本书根据对千余名慢性病功能障碍患者居家康复需求调查结果编著而成，重点介绍了偏瘫、步行障碍、吞咽言语障碍、认知障碍、疼痛、二便障碍等10余种常见功能障碍的定义、简易功能评定及居家康复方法和技术。本书图文并茂、文字简练、通俗易懂，为基层康复医学从业人员及患者、照护者提供实用性和可操作性较强的家庭康复指导，为我国数千万名居家功能障碍患者贡献一片爱心。

本书的编者均来自临床一线，并在各相关学科领域具有丰富的理论和实践经验，他们结合多年来从事康复的医疗、教学、科研工作经验，通过查阅大量文献资料，在确保内容真实、可信、准确的基础上反复讨论编纂形成初稿，再经过国内多位专家的审稿修改，最终成稿。

书中难免存在不足，恳请读者批评指正。

南通市人民医院

卢红建

2024年7月

目　录

第1章

偏瘫康复

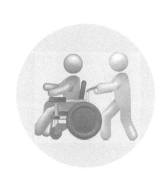

一、定义

偏瘫又称半身不遂，是指大脑损伤后引起的，以一侧肢体运动功能障碍为主要表现的一组症状或体征，按照偏瘫的程度可分为轻瘫、不完全性瘫痪和全瘫。

任何原因导致的大脑损伤都可能引起偏瘫，如脑卒中、颅脑损伤、脑血管畸形、脑瘤等，其中脑卒中最为常见。

二、简易功能评定

（一）轻瘫试验

上肢轻瘫试验包括上肢平伸试验、轻偏瘫侧小指征、数指试验等；下肢轻瘫试验包括外旋征、膝下垂试验、下肢下落试验等。

1.**上肢平伸试验**　受检者站位或坐位，平伸上肢，掌心向下，持续数十秒后，可见患侧上肢逐渐下垂，前臂自然旋前，掌心向外（图1-1）。

2.**轻偏瘫侧小指征**　受检者站位或坐位，双上肢向前平举，手指并拢，掌心向下，若见一侧小指轻度外展，而对侧小指仍保持内收位，即为轻偏瘫侧小指征阳性（图1-2）。

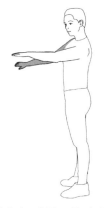

图1-1　上肢平伸试验

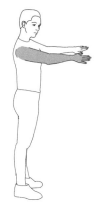

图1-2　轻偏瘫侧小指征

3.数指试验　受检者坐位，手指全部屈曲，然后依次伸直，做计数动作；或手指全部伸直后顺次屈曲，如果是轻瘫，则轻瘫侧手指动作笨拙或不能（图1-3）。

4.外旋征　受检者仰卧位，双下肢伸直，轻瘫侧下肢可见呈外旋位（图1-4）。

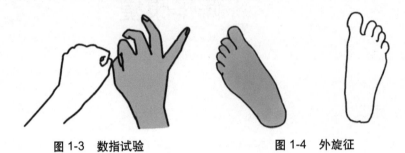

图 1-3　数指试验　　　　　　　　图 1-4　外旋征

5.膝下垂试验　受检者俯卧位，膝关节屈曲成直角，持续数十秒后，可见患侧下肢逐渐下落（图1-5）。

6.下肢下落试验　受检者仰卧位，双下肢髋、膝关节均屈曲成直角，持续数十秒后，可见患侧下肢逐渐下落（图1-6）。

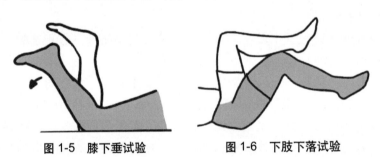

图 1-5　膝下垂试验　　　　　　　图 1-6　下肢下落试验

（二）肌张力评定

被动活动受检者的关节，同时感受其阻力进行评定。主要用于肌张力增高的评定。

1.轻度　在被动活动关节的后 1/4 关节活动范围时，即肌肉处于最长位置时出现阻力。

2.中度　在被动活动关节的后 1/2 关节活动范围时出现阻力。

3.重度　在被动活动关节的前 1/4 关节活动范围时，即肌肉处于最短位置时出现阻力。

（三）偏瘫手功能评定

1.评定方法

（1）患手固定桌上的纸张，健手用剪刀完成裁剪任务（图1-7）。

（2）患手拿钱包悬空，健手从钱包中取出硬币，动作包括拉开、合上拉链（图 1-8）。

（3）患手悬空持打开的伞，可以持续 10 秒以上（图 1-9）。

（4）患手持指甲剪剪健侧手指甲（图 1-10）。

（5）患手系健侧袖口纽扣（图 1-11）。

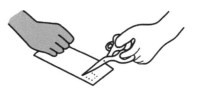

图 1-7　健手剪纸

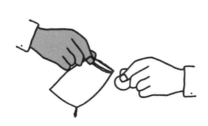

图 1-8　健手从悬空的钱包里取硬币

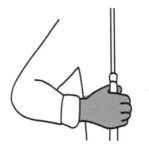

图 1-9　患手撑伞

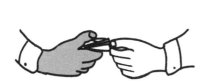

图 1-10　剪健侧手指甲

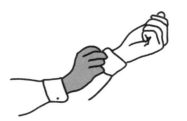

图 1-11　系健侧袖口纽扣

2. 分级标准

（1）失用手：5 个动作均不能完成。

（2）辅助手 C：5 个动作只能完成 1 个。

（3）辅助手 B：5 个动作只能完成 2 个。

（4）辅助手 A：5 个动作只能完成 3 个。

（5）实用手 B：5 个动作只能完成 4 个。

（6）实用手 A：5 个动作均能完成。

（四）平衡与协调评定

1. 平衡评定

（1）1 级：维持坐位（图 1-12）/ 站位（图 1-13）姿势稳定状态 3 秒。

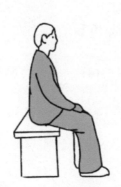
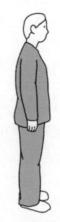

图 1-12　坐位平衡 1 级　　　　图 1-13　站位平衡 1 级

（2）2 级：坐位（图 1-14）/ 站位（图 1-15），进行各个方向自主运动时能保持躯体稳定状态。

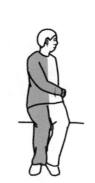
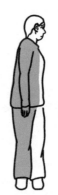

图 1-14　坐位平衡 2 级　　　　图 1-15　站位平衡 2 级

（3）3 级：外力干扰时，仍能维持坐位（图 1-16）/ 站位（图 1-17）姿势稳定状态。

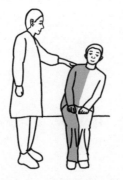
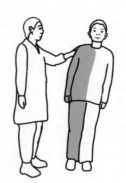

图 1-16　坐位平衡 3 级　　　　图 1-17　站位平衡 3 级

2.协调评定

（1）指鼻试验：受检者取坐位，手臂外展并完全伸直，用示指指尖点触自己的鼻尖，速度先慢后快，先睁眼后闭眼，并进行双侧对比。正常人动作准确，协调障碍者指鼻动作笨拙、不准确、不协调、不平稳（图 1-18）。

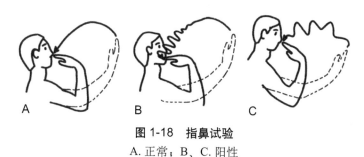

图 1-18　指鼻试验

A.正常；B、C.阳性

（2）轮替试验：受检者取坐位，屈肘 90°，双手张开，一手向上，另一手向下，交替转动（图 1-19）。

（3）拇指对指试验：受检者取坐位，拇指依次与其他四指相对，速度可以由慢到快（图 1-20）。

（4）握拳试验：受检者取坐位，双手握拳、伸开，可以同时进行或交替进行（一手握拳，另一手伸开），速度可以逐渐增加（图 1-21）。

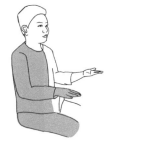 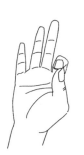 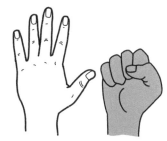

图 1-19　轮替试验　　图 1-20　拇指对指试验　　图 1-21　握拳试验

（5）跟膝胫试验：受检者取仰卧位，一侧下肢抬起，将足跟置于另一侧下肢膝关节下端，沿胫骨前缘向下移动，先睁眼、后闭眼重复进行（图 1-22）。小脑损伤时，动作不稳；感觉性共济失调时，则闭眼时足跟难以找到膝关节。

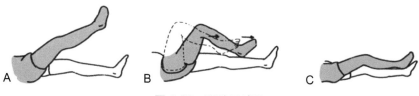

图 1-22　跟膝胫试验

3. 分级标准

（1）1级：不能完成活动。

（2）2级：重度障碍，只能完成起始动作，不能完成全部动作。

（3）3级：中度障碍，能完成指定动作，但动作慢、笨拙、不稳定。

（4）4级：轻度障碍，能完成指定动作，但完成的速度和熟练程度略差。

（五）日常生活活动能力评定

常用 Barthel 指数量表（表 1-1），包括 10 项内容，根据需要程度分为 0 分、5 分、10 分、15 分共 4 个功能等级，总分 100 分，分数越高，独立性越强，依赖程度越小。60 分以上提示受检者生活基本自理，40～60 分提示受检者生活需要帮助，20～40 分提示受检者生活需要极大帮助，20 分以下提示受检者生活完全需要帮助。

表 1-1　Barthel 指数量表

序号	评定内容	评定标准	评分（分）
1	进食（使用合适的餐具将食物送入口中、咀嚼、吞咽）	能独立使用进食工具，独立进食 需要帮助（如切割或搅拌食物） 完全依赖	10 5 0
2	洗澡（包括洗和擦干动作，不包括背部、盆浴及淋浴）	独立洗澡 完全依赖	5 0
3	修饰（包括挤牙膏）	独立洗脸、梳头、刷牙、剃须等 完全依赖	5 0
4	穿衣（包括取衣、穿、脱、系扣、穿鞋）	独立穿脱支具、系鞋带、系纽扣等 需要帮助，但能在适当时间完成一半的任务 完全依赖	10 5 0
5	大便（包括所需的器械和药物）	无失禁，能独立使用灌肠剂或栓剂 偶尔失禁或需要器具帮助 失禁	10 5 0
6	小便（包括所需的器械和药物）	无失禁，能独立使用集尿器 偶尔失禁或需要器具帮助 失禁；或需要他人导尿	10 5 0
7	如厕（包括会阴部的清洁、穿脱裤子）	独立使用厕所或便盆、穿脱衣裤、清洁 穿脱衣裤或清洁时需要帮助 完全依赖	10 5 0

续表

序号	评定内容	评定标准	评分（分）
8	床椅转移（包括转移过程中的所有动作，如站起、转身移动、坐下、合上车闸、拆扶手、提起足托等）	能独立进行轮椅与床之间的转移，并能刹住轮椅及抬起脚踏板	15
		转移需要小量的帮助和监督	10
		能坐，但需要最大的帮助才能转移	5
		不能坐起，或需要移位机	0
9	行走	能在水平路面独立行走（或使用不带轮的助行器）45m 以上	15
		在他人指导、监督或小量的帮助下行走 45m 以上	10
		能使用轮椅行走 45m 以上	5
		不能行走	0
10	上、下楼梯（上或下 12 ～ 14 级台阶）	独立或使用辅助器具上、下一层楼	10
		需要小量的帮助和监督上、下一层楼	5
		需要极大帮助或完全依赖他人	0

（六）肩关节半脱位评定

1. 搭肩试验　受检者取坐位，将患手放在健侧肩上，肘部贴近胸壁。如果患侧肘部不能贴近胸壁，且按压会引起患侧肩部疼痛，常提示存在肩关节半脱位（图 1-23）。

2. 指诊　受检者取坐位，双上肢自然下垂于体侧，检查者以示指触诊患侧肩峰突起和肱骨头之间的距离，距离小于 1/2 横指为Ⅰ度，大于 1/2 横指但小于 1 横指为Ⅱ度，大于 1 横指为Ⅲ度，正常为 0 度（图 1-24）。

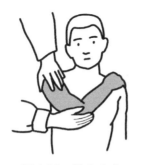

图 1-23　搭肩试验

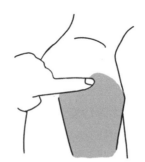

图 1-24　指诊

（七）偏瘫肢体综合能力评定

常用 Brunnstrom 偏瘫功能评定量表（表 1-2），评定患者的运动控制能力，根据偏瘫患者运动功能情况及肌张力变化分为 6 个阶段。

表 1-2 Brunnstrom 偏瘫功能评定量表

阶段	上肢	手	下肢
第一阶段：无随意活动	无任何运动	无任何运动	无任何运动
第二阶段：引出联合反应、共同运动	仅出现共同运动模式	仅有极细微屈伸	仅有极少的随意运动
第三阶段：随意出现的共同运动	可随意发起运动，仅为由多关节参与的共同运动	手指出现集团抓握，即钩状抓握，不能伸直	坐位和站位上，有髋、膝、踝共同性屈曲
第四阶段：开始出现分离运动	出现脱离共同运动的活动： 1. 肩 0° 肘屈 90°，前臂可旋前旋后 2. 肘伸直肩可屈 90° 3. 手背可触及腰骶部	手指出现集团伸展动作，属于半随意的小范围伸展活动，能侧捏及松开拇指	坐位： 1. 屈膝 90° 以上，可使足后滑到椅子下方 2. 在足跟不离地的情况下能使踝背伸
第五阶段：肌张力逐渐恢复正常，出现分离运动及精细活动	出现部分随意活动： 1. 肘伸直肩外展 90° 2. 肘伸直肩前屈 30°～90° 时，前臂旋前和旋后 3. 肘伸直前臂取中立位，上肢上举过头	可做球状和圆柱状抓握，手指同时伸展，但不能单独伸展	健腿站，患腿可先屈膝后伸髋，在伸膝下做踝背伸（重心落在健腿上）
第六阶段：精细、协调、控制运动，接近正常水平	运动协调接近正常，手指指鼻无明显辨距不良，但速度比非受累侧慢（＜5秒）	所有抓握均能完成，但速度和准确性比非受累侧差	1. 站立位：髋外展到超出抬起该侧骨盆所能达到的范围 2. 坐位：伸膝可内外旋下肢，能完成足内外翻动作

（八）社会功能活动能力评估

采用社会功能活动问卷（FAQ）（表 1-3），包含 10 个问题。0 分：正常或从未做过；1 分：有困难但可以单独完成，或从未做过，如果做可能有困难，但能够完成；2 分：需要他人帮助才能完成；3 分：完全依赖他人。评定需在 5 分钟内完成，总分 30 分，≥5 分说明社会功能存在问题，在家庭或社区不能独立。

表 1-3　社会功能活动能力评估

项目	正常或从未做过，但能做（0分）	困难，但可单独完成或从未做过（1分）	需要帮助（2分）	完全依赖他人（3分）
1.每月平衡收支的能力，算账的能力				
2.工作能力				
3.能否到商店买衣服、杂货和家庭用品				
4.有无爱好？会不会下棋和打扑克				
5.会不会做简单的事情，如点炉子、泡茶等				
6.会不会准备饭菜				
7.能否了解最近发生的事件（实事）				
8.能否参加讨论和了解电视、图书和杂志的内容				
9.能否记住约会时间、家庭节日和吃药				
10.能否拜访邻居、自己乘公共交通工具				

三、康复训练指导

（一）体位摆放

适用于脑卒中弛缓期，患者肌张力低下，无自主运动。

1. **仰卧位**　头部垫枕居中，患肩下方垫一薄枕，患肩外展打开置于长枕上，肘与腕关节伸直，掌心向上。患侧髋下、臀部、大腿外侧放一长枕，膝下可垫毛巾卷防止膝过伸，足保持中立位（图1-25）。

2. **患侧卧位（最提倡的体位）**　患侧在下，头部垫枕，患侧肩胛带前伸90°，肘与腕关节伸直，掌心向上，背后垫枕，患侧下肢轻度屈曲，踝关节保持中立位（图1-26）。

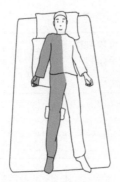

图 1-25　仰卧位

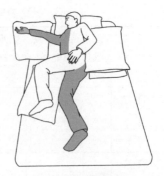

图 1-26　患侧卧位

3. 健侧卧位　健侧在下，头部垫枕，患肩充分前伸置于枕上，与躯干成 80°～90°，肘与腕关节伸直，掌心向下，手指伸展。患侧下肢轻度屈曲置于长枕上，避免足悬空放置引起足内翻下垂（图 1-27）。

4. 长坐位　将被子放置在躯干后面，保持躯干直立，或抬起床头支撑躯干，髋关节屈曲约 90°，双下肢伸展，膝下垫小海绵垫，双上肢置于小桌上，适用于床上坐位平衡训练或进食训练，逐步过渡到轮椅坐位（图 1-28）。

5. 轮椅坐位　保持两侧肩对称，躯干伸展，骨盆直立，髋、膝、踝关节保持屈曲 90°，双足底着地（图 1-29）。

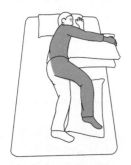

图 1-27　健侧卧位

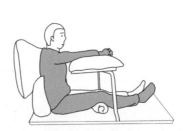

图 1-28　长坐位

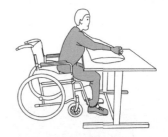

图 1-29　轮椅坐位

（二）站立训练

1. 电动起立床训练　患者仰卧于起立床上，用绑带将患者腹部和腿部固定，桌板调到合适的位置，将起立床缓慢升起，1～2 次／日，每次 20 分钟，首次角度 30°左右，适应该角度后，视情况每天可增加 5°～10°。患者站床过程中，必须有家属陪伴，站床结束后，将起立床缓慢放平，平卧休息 10 分钟后下床（图 1-30）。

注意：首次站床时，最好使用指脉氧仪监测血压、脉搏等，尤其对于存在言语和认知障碍患者，如有异常，应立即将起立床放平，解开绑带，让患者平卧或抬高下肢 30°，解开领口，并监测血压和脉搏。休息后仍不能缓解时，应立即就医。

2. 靠墙站立训练　要求头、肩、背和髋紧贴墙面，两足分开与肩同宽。若患侧膝关节不能保持伸直，照护者可用膝部顶住患者的膝部，待患者重心稳定后，可进行重心转移的训练，先将重心放在健腿，再慢慢将重心转移至患腿。该训练需在照护者的监督下进行（图 1-31）。

3. 扶床站立训练　可独自靠墙站立后，尝试扶床站立并逐渐放开手，需在照护者的监督下进行。

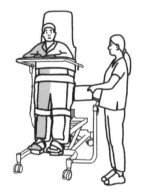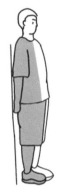

图 1-30　电动起立床训练　　图 1-31　靠墙站立训练

（三）转移训练

首先要求患者 Bobath 握手（图 1-32）。

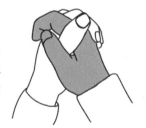

动作要领：将患侧拇指置在健侧拇指之上，促使患侧拇指外展，同时抑制前臂内旋；其余四指交叉，防止手指的屈曲挛缩；双手手掌接触，目的是进行主动活动时增加本体感觉的传入。

1. 翻身技巧

图 1-32　Bobath 握手

（1）向健侧翻身

1）患者取仰卧位，健侧腿插入患侧腿下方，双上肢 Bobath 握手伸肘上举，向健侧斜上方摆动。

2）当摆至健侧时，头转向健侧，顺势将肩、髋旋转翻向健侧，同时用健侧下肢带动患侧下肢翻向健侧（图 1-33）。

（2）向患侧翻身（图 1-34）

1）患者双上肢 Bobath 握手伸肘上举。

2）健侧上肢带动患侧上肢先摆向健侧，再反方向摆向患侧，用力转动躯干、摆膝、转头，完成肩胛带及骨盆带的共同摆动，以借摆动的惯性翻向患侧。

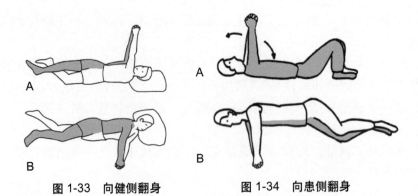

图 1-33　向健侧翻身　　　　图 1-34　向患侧翻身

2. 卧坐转换

（1）健侧坐起（图 1-35）

1）取健侧卧位，健手拉患手于枕前，用健侧腿将患侧腿移至床边，健侧前臂支撑起上身，头、颈和躯干向上方侧屈，同时用健腿将患腿移至床缘下。

2）健侧肘伸直，坐起至床边。

3）健手支撑，使躯干直立，完成床边坐起动作。

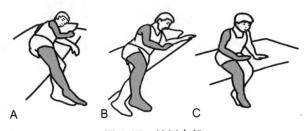

图 1-35　健侧坐起

（2）患侧坐起（图 1-36）

1）取患侧卧位，健侧上肢横过胸前置于床边，头、颈和躯干向上方侧屈，健腿将患腿移至床外双腿置于床缘下。

2）健手支撑，侧屈起身，患者坐直，调整好姿势。

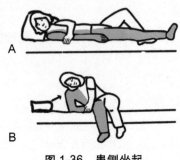

图 1-36　患侧坐起

3. 坐站转换（图 1-37）

（1）双足分开与肩同宽，患足稍后。

（2）Bobath 握手，双臂前伸躯干前倾。

（3）当双肩向前超过双膝位置时，抬臀，伸展膝关节。

（4）双腿同时用力，腰挺直慢慢站起。

4. 床椅转移

（1）轮椅到床（图 1-38）

1）轮椅与床成 30°～45° 夹角，收起脚踏板，刹车。

2）健手（右侧偏瘫）撑住床。

3）抬臀，双下肢支撑身体移向床边，完成转移。

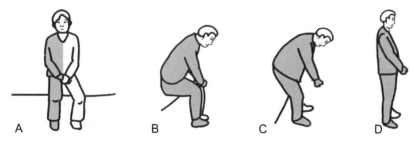

图 1-37　坐站转换

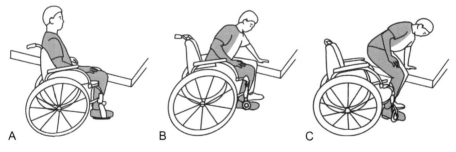

图 1-38　轮椅到床

（2）床到轮椅：参考轮椅到床，顺序相反。

（四）肌力训练

适用于偏瘫侧肢体肌力达到 3 级、状况良好、能自主训练者。

1. 四肢　利用沙袋、弹力带或借助家中具有一定重量的物品进行肌力训练。

2. 躯干　主要是桥式运动（图 1-39）。患者取仰卧位，双下肢屈髋屈膝支撑于床面，

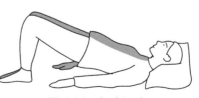

图 1-39　桥式运动

令其抬起臀部，维持 5～10 秒，休息 10 秒，整个过程不要憋气，10 次 / 组，1～2 组 / 日。

（五）牵伸训练

用于肌张力增高的脑卒中患者。

1. 上肢牵伸　患者取坐位，患手五指分开贴于床面或椅面，健手将患侧肘关节固定在伸直位，将身体重心逐渐转移到患侧上肢进行自我牵伸，每次持续 10～15 秒，休息 30 秒，5～10 次 / 组，1～2 组 / 日（图 1-40）。

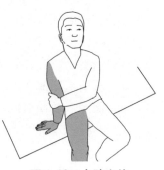

图 1-40　上肢牵伸

2. 内收肌牵伸　照护者一只手握住患侧踝关节下方，将患侧下肢在床面水平向外拉伸 30°～45°，以患者出现微痛感为最大角度，另一只手放在健侧膝关节上，固定肢体，每次持续 10～15 秒，休息 30 秒，5～10 次 / 组，1～2 组 / 日（图 1-41）。

3. 腘绳肌牵伸　患侧膝关节伸展，照护者一只手放在患侧膝关节上方，另一只手置于对侧膝关节上方，利用自身重力将患腿向头部方向牵拉，以患者出现微痛感为最大角度，牵拉过程中应保持膝关节的伸展位，每次持续 10～15 秒，休息 30 秒，5～10 次 / 组，1～2 组 / 日（图 1-42）。

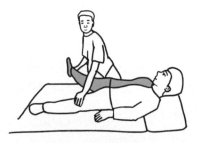

图 1-41　内收肌牵伸

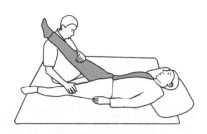

图 1-42　腘绳肌牵伸

4. 跟腱牵伸

（1）辅助牵伸：照护者一手固定踝关节上方，另一手握住患者的足跟，前臂贴住患者的足掌及外侧，用力向上方拉动，以患者出现微痛感为最大角度，每次持续 10～15 秒，休息 30 秒，5～10 次 / 组，1～2 组 / 日（图 1-43）。

（2）自我牵伸：双足站于斜板上面，双膝伸直，手扶栏杆，10～15 分钟 / 次，1～2 次 / 日，适用于站立平衡达 2 级的患者（图 1-44）。

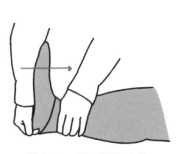

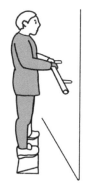

图 1-43　跟腱辅助牵伸　　图 1-44　跟腱自我牵伸

5. 注意事项

（1）牵伸前局部可进行适当热敷，使软组织延展性达到最佳状态，减少牵拉损伤。

（2）牵伸应循序渐进，避免过度牵伸。

（3）避免牵伸肿胀组织。

（4）牵伸力量应控制在能够拉长软组织但不引起患者明显疼痛。

（六）上肢及手功能训练

1. 改善关节活动度

（1）擦桌子：健手帮助患手置于桌面湿毛巾上，左右、上下滑动做擦桌子动作，尽量滑动至最大范围。

（2）环绕洗脸：健手带动患手做左右环绕洗脸动作（图 1-45）。

（3）手指屈伸：健手带动患手进行手指各关节的屈伸训练。

2. 改善肌力

（1）橡皮泥：做全握（图 1-46）、三指捏（图 1-47）、侧捏（图 1-48）及对掌（图 1-49）等活动。

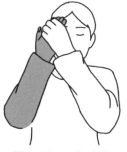

图 1-45　环绕洗脸

 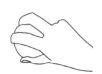 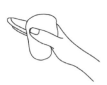 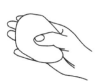

图 1-46　全握　　图 1-47　三指捏　　图 1-48　侧捏　　图 1-49　对掌

（2）弹力绳：做拇外展（图 1-50）、拇对掌（图 1-51）、指伸（图 1-52）及屈指训练。

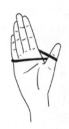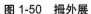 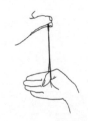 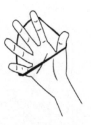

图 1-50　拇外展　　　图 1-51　拇对掌　　　图 1-52　指伸

（七）平衡与协调训练

1. 平衡训练

（1）坐位平衡训练

1）1级平衡（静态平衡）：适用于坐位平衡未达1级的患者，患者面向镜子保持坐位姿势，照护者站在患侧，如要倾倒时予以扶正，随着身体耐力的提高逐渐增加独立坐位的时间。

2）2级平衡（自动态平衡）：适用于坐位平衡1级的患者，可采用拾取身体前后、左右物品的方式进行训练，每次拿取物品后，需要自身回到初始位置，必要时，照护者给予语言提示或肢体辅助。

3）3级平衡（他动态平衡）：适用于坐位平衡2级的患者，可进行不同方向抛接球训练或从不同方向推动患者，令其保持平衡。

（2）站位平衡训练

1）1级平衡（静态平衡）：适用于站位平衡未达1级的患者，双足分开与肩同宽，面向镜子保持立位姿势，照护者站在患侧，如要倾倒时予以扶正，随着身体耐力的提高逐渐增加独立立位的时间，或借助站立架训练。

2）2级平衡（自动态平衡）：适用于站位平衡1级的患者，双足分开与肩同宽保持立位，进行身体重心前后、左右移动，且自身回到初始位置。必要时，照护者给予语言提示，或肢体辅助。

3）3级平衡（他动态平衡）：适用于站位平衡2级的患者，双足分开与肩同宽保持立位，照护者站在患者患侧，从不同方向推动患者，令其保持平衡。

2. 协调训练　参照协调评定的检查动作。

（八）日常生活能力训练

1. 进食

（1）体位：①首选坐位，身体稍前倾、头稍向前屈，鼓励患者尽量自行进食；②其次选半卧位，摇高床头45°～60°；③病情严重者选仰卧位，摇高床头15°～30°；④半卧位及仰卧位进食时，患侧均应垫高，健侧进食

（图 1-53）。

（2）座椅选择：稳固，高度适宜（45～50cm），最好带靠背、扶手。

（3）辅助器具：单手进食时可使用防滑垫，患手功能较差不能完成抓握时，可使用万能袖带（图 1-54）、加粗手柄的勺、装有弹簧片的筷子或带把手的水杯等辅助器具，完成进食任务。

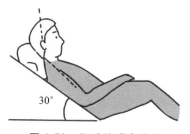

图 1-53　仰卧位进食体位

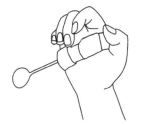

图 1-54　万能袖带

2. 穿脱衣　穿衣时先穿患侧后穿健侧，脱衣时先脱健侧后脱患侧，可借助辅助器具，如穿衣钩、系扣钩、穿袜器等。

3. 个人卫生　包括刷牙、洗脸、洗澡、刮胡须等。

（1）刷牙、刮胡须：当患侧手不能抓握时，由健手完成。

（2）洗脸：健手将毛巾缠在水龙头上，转动毛巾至拧干（图 1-55）。

（3）洗澡：尽量选用淋浴椅，可借助长柄浴刷（图 1-56）擦洗后背。

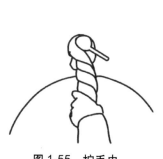

图 1-55　拧毛巾

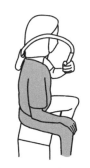

图 1-56　长柄浴刷

（九）辅助器具的使用

1. 穿衣钩　穿衣钩的一端为柄，用于抓握，另一端为钝衣钩，用于钩起或挑起衣物（图 1-57）。

2. 系扣钩　将系扣钩穿过纽扣洞，套住对侧衣襟上的纽扣，向外拉出纽扣。

3. 穿袜器　将袜子套在穿袜器下端，将脚伸进袜子里，穿上袜子，脱离穿袜器。

4. 鞋拔　先将足伸入鞋中，然后鞋拔紧贴足后跟竖直插入鞋中，足后跟用力蹬进鞋中，再将鞋拔抽出。

5. 弹簧筷（图 1-58）　筷子加装弹簧片辅助患者进行筷子的打开，松手后由于弹簧片的张力自动分离，从而方便患者使用。适用于灵活度差、不能自由释放筷子的患者。

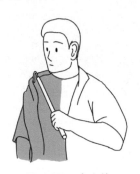

图 1-57　穿衣钩

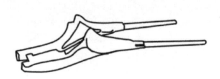

图 1-58　弹簧筷

6. 加粗手柄餐具（图 1-59，图 1-60）　用绑带将餐具固定在患手上，适用于抓握功能差的患者。

7. C 形杯（图 1-61）　杯子套上 C 形把手，患手穿过 C 形把手就可以举杯完成喝水动作。适用于抓握及稳定和协调功能差的患者。

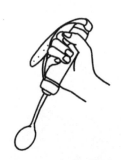

图 1-59　加粗手柄勺

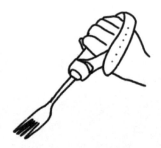

图 1-60　加粗手柄叉

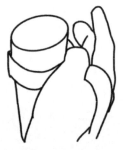

图 1-61　C 形杯

8. 助行器具

（1）手杖：适用于上肢握力较好的患者。患者手持手杖站立，肘部弯曲约 30°，将手杖放于同侧小趾前外侧 15cm 处，手杖手柄和大转子齐平即为手杖的高度。

1）两点步：先迈出手杖和患足，再迈出健足（图 1-62）。

2）三点步：先伸出手杖，再迈出患足，最后迈出健足（图 1-63）。

（2）站立行走一体架：适用于平衡功能较差但肌力尚可的患者。

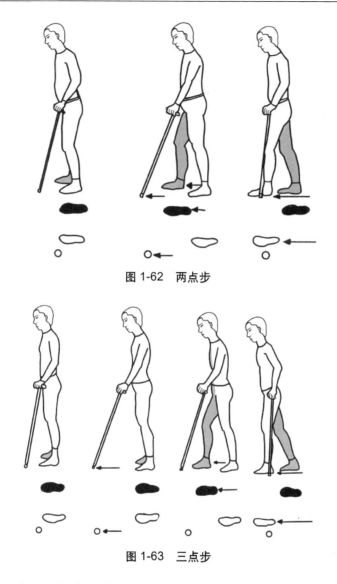

图 1-62 两点步

图 1-63 三点步

9. **肩带** 适用于肩关节脱位者。卧位时不使用肩带，起床后使用，尤其是坐站及行走训练时。肩带不可长时间佩戴，每次佩戴不超过 2 小时，每天需要观察患肩皮肤情况、有无上肢肿胀、局部皮肤是否受压等，及时调整肩带的松紧（图 1-64）。

10. **分指板** 适用于前臂及手指屈肌痉挛或挛缩畸形的患者。患手伸直，五指分开，将手指固定于分指板内。刚开始佩戴可先从 10 分钟开始，逐渐增加时间，以患者能耐受为准（图 1-65）。

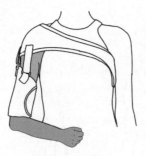

图 1-64　肩带

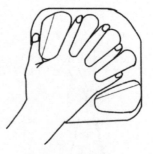

图 1-65　分指板

（十）肩关节半脱位的处理

1.体位摆放及辅具的使用

（1）坐位及立位时，用健手托住患侧上肢置于胸前，使肩关节保持在复位状态。体位变换过程中，避免拉扯患肢，向健侧翻身时，避免患肢背在身后的情况（图 1-66）。

（2）轮椅坐位，双肘置于小桌板上方，患肢要有支撑，避免下垂于体侧，保持双侧对称。

（3）坐、立位活动时，可佩戴充气式肩吊带，减少肩痛的发生，有利于提高偏瘫上肢运动功能。

2.保持无痛范围的关节被动活动

（1）自主训练：床上 Bobath 握手训练时，动作应缓慢，不宜用力过大或过猛，抬至额头正上方即可。

（2）辅助训练：患者取仰卧位，照护者坐在患侧，一手控制上臂，另一手控制腕关节，保持肘关节伸展，进行被动活动。应注意减小肩关节的被动活动度和被动活动频率，前屈不要超过 90°，全程在无痛范围内进行（图 1-67）。

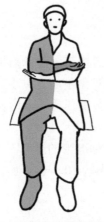

图 1-66　坐位体位摆放

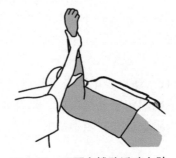

图 1-67　照顾者辅助活动上肢

3. 注意事项

（1）被动活动及转移时避免疼痛。

（2）帮助调整轮椅坐姿时切不可从腋下抱起患者。

（3）患侧卧位时肩避免受压，仰卧位时肩后部垫小枕头。

（4）避免牵拉患侧手臂。

（5）不管是坐位还是站立位，避免患侧肢体在无支撑下悬垂于体侧。

（十一）肢体肿胀的处理

首先排除下肢静脉血栓。通过 Neuhof 征（腓肠肌压痛）测试排除下肢静脉血栓，方法如下：患者仰卧在床上，放松下肢，照护者将手放在其小腿下面，按压小腿肚（腓肠肌），如果感到小腿肚特别紧实或有硬疙瘩，患者感觉疼痛，表示 Neuhof 征阳性，提示有下肢静脉血栓形成可能。

1. 抬高患肢

（1）取卧位，利用枕头将患侧上、下肢垫高（肢体末端应高于心脏水平线），利用重力加快静脉回流速度。

（2）取坐位，利用枕头将上肢抬高或放于扶手上。

（3）取立位，合理使用肩吊带。

2. 向心性挤压　从肢体的远心端（肢体末端）向近心端挤压。

（1）徒手挤压。

（2）气压治疗：每次 20 分钟，2 次 / 日。

（3）压迫性向心缠绕（图 1-68）：肿胀的患手用一根直径为 1 ～ 2mm 的羊毛线做向心性缠绕，从指尖开始缠绕，至患者的掌指关节。

第一步：从手指远端向手腕做向心缠绕，施加适当压力。

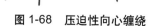

图 1-68　压迫性向心缠绕

第二步：缠绕结束后保持 2 ～ 3 分钟。

第三步：松开绷带，反复多次进行。

3. 冷热水交替浸泡法　准备一盆 42℃ 左右的热水（以体感温度良好为主），一盆 9.4 ～ 11.1℃ 的冷水（盛水的容器要大过手掌，能使整个手掌都浸泡在水中，最好手腕也能泡在水里，备好冰块及热水）；将肿胀的手浸入热水里，同时轻轻做向心性挤压（30 秒）；再将手放入冷水中（浸泡时间 1 分钟）；重复上述步骤。

浸泡过程中分别加入热水和冰水以保持水温，总时长在 30 分钟。

（十二）医疗体操

1. 初级体操　适用于肢体偏瘫功能 Brunnstrom 分级 1 ～ 2 级的患者，此期以健侧主动活动为主，体位为仰卧位。

（1）捏挤患手：用健侧手将患侧手臂置于胸前，用拇指、示指沿患侧各手指两边由远心端向近心端捏挤，并在手指近心端根部紧压20秒。每个手指重复5次。

（2）健手击拍：将患侧手臂置于胸前，用健侧手掌从患侧肩部沿上肢外侧拍打至手部，往返20次。如果衣服较厚，可握拳叩击（图1-69）。

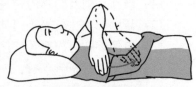

图1-69　健手击拍

（3）交叉上举：双手交叉于胸前，Bobath握手，健手带动患手用力前举或上举过头，直至两肘关节完全伸直，保持10秒后复原，重复20次（图1-70）。

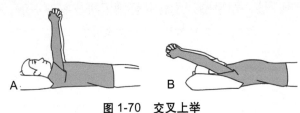

图1-70　交叉上举

（4）环绕洗脸：用健手抓住患手使其伸展，健手带动患手在面部做顺时针和逆时针模仿洗脸的动作，重复10次。

（5）半桥抬臀：上肢伸展置于体侧，双下肢屈髋、屈膝位，或将健腿翘于患膝上，尽量抬臀离开床面，保持10秒，重复5～10次。注意动作过程中不应有屏气动作（图1-71）。

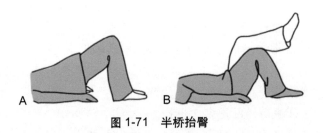

图1-71　半桥抬臀

（6）抗阻夹腿：下肢屈髋、屈膝，双足支撑于床面，照护者固定患腿，两腿之间夹一个球，以增强完成抗阻力夹腿力量，重复20次（图1-72）。

（7）翘腿摆髋：患腿被动屈髋、屈膝支撑，照护者固定足部，健腿翘在患膝上，在健腿的带动下左右摆动髋部。活动中要求健腿对患腿起固定作用，重复20次。

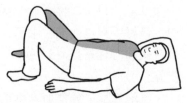

图1-72　抗阻夹腿

（8）健腿直抬：健侧下肢伸直抬高 30°，保持 10 秒，也可用健腿托住患腿做直腿抬高，重复 5 次（图 1-73）。

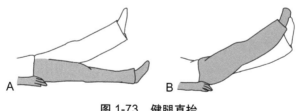

图 1-73 健腿直抬

（9）健足敲胫：用健侧足跟敲击患侧，从膝下沿小腿前外侧由上向下至足外侧来回敲打 10 次。

（10）呼吸练习：见第 8 章。

2. 中级体操 适用于偏瘫痉挛期，肢体功能 Brunnstrom 分级 3～4 级的患者。上肢以伸展性综合动作为主，下肢以屈曲性综合动作为主。

（1）抬肩上举：患侧上肢向前上举，要求肘关节完全伸直。如力量较差，可用健手固定患侧肘后再做此动作，也可将健侧上肢向前平举，令患侧手掌沿健侧肩部向手部来回转换，每个动作重复 10 次。

（2）对角击掌：患侧上肢取外展侧上举位，掌心朝上，健侧上肢向前平举，令患侧上肢渐向健侧肢体靠拢，同时用力击掌，重复 10 次。

（3）耸肩环绕：双肩同时向前向上耸起，并做环绕运动，重复 20 次。

（4）翘腿摆动：健腿屈髋、屈膝支撑于床面，将患腿翘在健膝上，如患腿伸肌张力较高，令患腿取弯曲状态置于膝上和放下。完成上述动作困难者，可将健腿取伸直位，患腿置于健膝或小腿上并放下，重复 10 次。

（5）左右摆髋：双腿弯曲、靠拢支撑于床面，分别向左右两边摆动髋部，重复 10 次。

（6）抗阻伸肘：健侧上肢弯曲置于胸前，患手与健手对掌并用力向前推，达到肘关节充分伸展。要求健手给予相反方向的阻力，重复 10 次。

3. 高级体操 适用于肢体偏瘫功能 Brunnstrom 分级 4～6 级（出现随意运动阶段）的患者。重点突出两侧肢体的主动活动，加强肢体的精细分离运动，提高肢体的协调控制能力，可以在卧位和坐位下完成。

（1）左右锤击：一侧上肢向前平举，手握拳，拳心向上，另一侧手握拳，在体侧做划圈锤击动作，并握拳敲击另一侧拳，然后交换动作，两边交替进行 10 次。

（2）手膝击拍：双上肢伸直置于体侧，下肢做屈髋、屈膝踏步活动，用一侧手举起去拍打对侧膝部，然后换另一侧手重复上述动作，两边交替进行 20 次

（图 1-74）。

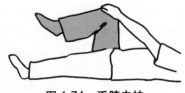

（3）手足打拍：上肢伸直置于体侧，掌心朝下，两侧手腕紧贴床面，双手交替在床面上打拍，然后两下肢弯曲，足底紧贴床面，做左右交替击拍动作，也可在坐位或立位下双手、双足交替拍打桌面或地面。

图 1-74　手膝击拍

4. 注意事项

（1）完成体操的过程中，应配合有节律的呼吸运动，避免过度屏气造成血压升高。

（2）患者应根据自己的体能循序渐进地从初级向高级体操过渡，每级体操不一定要求全做，可选择自己能完成 3～5 个动作，每节动作完成的次数可上下调整，每天重复 1～2 次。

（3）血压偏高（＞180/110mmHg），波动较大者暂时不做操。

（4）活动量可通过心率掌握，以不超过 110 次/分为宜。

四、传统康复

（一）无烟艾灸

1. 方法　将无烟艾炷点燃后放在艾灸盒中，用自带的弹性松紧带将艾灸盒固定在患侧肢体需施灸的部位中，艾灸部位常选用以下穴位以通经活络、调畅气血：肩髃（在三角肌区，肩峰外侧缘前端与肱骨大结节两骨间凹陷中，图 1-75）、曲池（肘横纹外侧端，屈肘时尺泽与肱骨外上髁连线中点凹陷处，图 1-76）、合谷（手背第 1、2 掌骨之间，约平第 2 掌骨桡侧的中点处，图 1-77）、足三里（小腿外侧，外膝眼下 3 寸，胫骨前嵴外 1 横指处，图 1-78）、阳陵泉（小腿外侧，腓骨头前下方凹陷中，图 1-79）、悬钟（小腿外侧，外踝尖上 3 寸，腓骨前缘，图 1-80）等，每次选 3 穴，各灸 2 壮，每日 1 次，每次施灸时间 10～15 分钟，5 次为 1 个疗程。艾灸过程中需检查艾灸盒底端金属防护网是否遮挡完好，是否有缺损、漏洞，防止艾灰掉落烫伤患者。治疗完毕，打开艾灸盒将燃烧剩余的艾炷完全熄灭，方可离开。

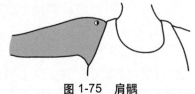

图 1-75　肩髃

2. 注意事项　空腹、过饱、极度疲劳和对灸法恐惧的患者，应该慎重选择艾灸疗法。对于体弱患者，艾灸治疗时艾炷不宜过大，刺激量不可过强，以防晕灸，一旦发生晕灸，应立即停止施灸，并及时到医院就诊。施灸过程中要防止燃烧的艾灰脱落烧伤皮肤和衣物。施灸不宜过量，时间不宜过长，防止局部出现水疱，若出现水疱，亦须及时到医院就诊。

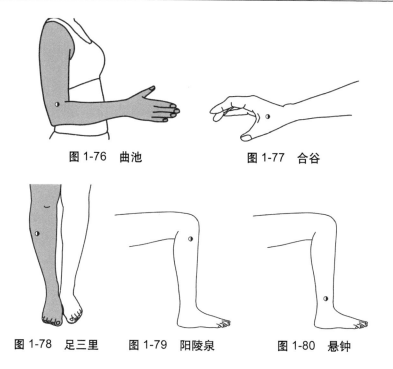

图 1-76 曲池　　　　　　图 1-77 合谷

图 1-78 足三里　　　图 1-79 阳陵泉　　　图 1-80 悬钟

（二）拔罐疗法

居家拔罐可选用抽气罐，利用罐内负压，刺激患者体表的特定部位和穴位，起到行气活血、疏经通络、祛风散寒、消肿止痛的作用。常选用偏瘫患者受累肢体肌肉较丰厚的部位应用拔罐法治疗，方法如下。

1. 方法

（1）上肢疼痛：患者取仰卧位，取肩前（在肩前区，正坐垂肩，腋前皱襞顶端与肩髃连线的中点，图 1-81）、曲池。

（2）下肢疼痛：患者取俯卧位，选取委中（腘横纹中点，图 1-82）、承山（在小腿后区，腓肠肌两肌腹与肌腱交界处，图 1-83）。

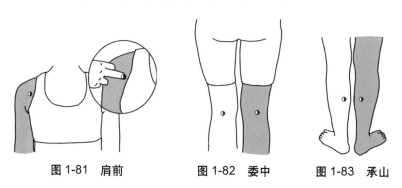

图 1-81 肩前　　　　　图 1-82 委中　　　　　图 1-83 承山

选择适度大小的抽气罐气拔，留罐时间 5～10 分钟。起罐时先用左手握持抽气罐，右手拇指或示指从罐口旁边按压皮肤，使气体进入罐内，即可将罐取下，不可强行拔罐。

2. **禁忌证** 全身虚弱、严重心脏病、血小板减少性紫癜等出血性疾病、明显水肿、有认知功能障碍不能配合、皮肤高度敏感、局部有破溃，乳房部、前后阴部、心尖部、大血管如颈动脉搏动处、下肢静脉曲张处及五官孔窍处禁用。

（三）刮痧疗法

指用刮痧板直接刮摩人体某个部位的皮肤，使皮肤发红、充血而呈现出紫红色斑点，具有促进身体阴阳平衡，行气活血，舒经通络、止痛的作用。

1. **方法** 一般刮痧部位以脊柱及其两侧为主。患者呈坐位或俯卧位，全身放松，暴露背部皮肤，在脊柱及其两侧涂抹润滑剂，将刮痧板蘸润滑剂后，刮痧板与皮肤保持 45°～90°，分别循背部督脉及双侧足太阳膀胱经，由上向下均匀用力，以患者能耐受为度，由轻到重，缓慢刮拭 5 分钟，每日 1 次，7 天为 1 个疗程。再次刮痧应等上次皮肤痧退，一般间隔 3～6 天。刮痧时应注意保暖，出痧后适当喝温开水并休息 15～30 分钟。

2. **禁忌证** 严重心脏病、肝肾功能不全、全身水肿严重者；血小板减少、紫癜等出血性疾病；饱食或饥饿时；局部皮肤有破溃或炎症感染者。正在服用抗栓药物的患者治疗过程中应密切观察，如有明显瘀斑应立即停止操作。

（四）推拿疗法

推拿可舒筋通络、行气活血，防止肌肉失用性萎缩；同时可抑制肌肉痉挛、缓解疼痛、防止关节挛缩，从而改善肢体运动功能。偏瘫患者软瘫期可对患肢采用推、揉、捏、拿、搓、点、拍等兴奋性手法提高肢体肌张力，促使肢体运动恢复。一般从远心端到近心端进行推拿；痉挛期则采用揉、摩、捏、拿、搓、擦等抑制性手法控制痉挛，治疗时间可适当延长。

1. **头面部推拿** 患者取坐位或仰卧位，用拇指推印堂（两眉头内侧端连线中点，图 1-84）至神庭（前发际正中直上 0.5 寸，图 1-85），自印堂依次至阳白（瞳孔直上，眉上 1 寸，图 1-86）、睛明（目内眦内上方眶内侧壁凹陷中，图 1-87）、四白（瞳孔直下，眶下孔处，图 1-88）、迎香（鼻翼外缘中点旁，鼻唇沟中，图 1-89）、下关（颧弓下缘中央与下颌切迹之间凹陷中，图 1-90）、颊车 [下颌角前上方 1 横指（中指），闭口咬紧牙时咬肌隆起，放松时按之有凹陷处，图 1-91]、地仓（在面部，口角旁开 0.4 寸，图 1-92）等穴，往返推 1～2 次，力度以患者微感酸胀为度。推百会穴（在头部正中线上，后发际直上 7 寸，两耳尖连线与头正中线交点，图 1-93）1 分钟，并从百会穴横向推到耳郭上方发际，往返数次，范围要广，强度可渐加大，力度同样以患者微感酸胀痛为度。用掌根揉瘫痪一侧的面颊部，并重点揉风池穴（在颈后区，枕骨之下，胸锁乳突肌上端与斜方肌上端之间的凹陷中，图 1-94）。口眼㖞斜者，先自患侧地仓抹至颊车、下关，然后按揉地仓、颊车、下关、牵正（在面部，耳垂前 0.5 ～ 1 寸的压痛处，图 1-95）、迎香等穴。

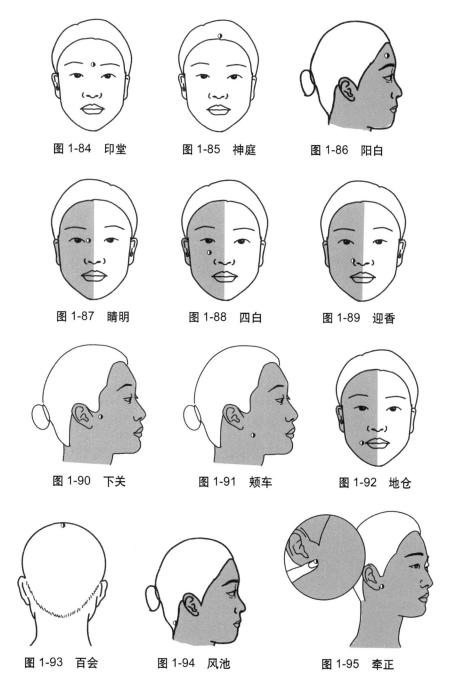

图 1-84　印堂　　　　图 1-85　神庭　　　　图 1-86　阳白

图 1-87　睛明　　　　图 1-88　四白　　　　图 1-89　迎香

图 1-90　下关　　　　图 1-91　颊车　　　　图 1-92　地仓

图 1-93　百会　　　　图 1-94　风池　　　　图 1-95　牵正

2. 上肢推拿　患者取坐位或侧卧位，在患侧肩关节周围先施擦法，再从肩到腕依次操作上肢的后侧、外侧与前侧，往返 2～3 次，同时对肩、肘、腕关节进行各方向的被动活动；用拿法从患侧肩部拿至腕部，往返 3～4 次，重点是肩关节和肘关节，拿肩部时嘱患者尽力做肩外展动作，拿上臂外侧时嘱患者尽力做伸肘动作；按揉肩髃、臂臑（在臂部，曲池上 7 寸，三角肌前缘处，图 1-96）、尺泽（屈肘，肘横纹上，肱二头肌腱桡侧缘凹陷中，图 1-97）、曲池、手三里（在前臂，肘横纹下 2 寸，阳溪与曲池连线上，图 1-98）、合谷，力度可逐渐加大，每穴操作 1～2 分钟；轻摇肩关节、肘关节及腕关节，配合做指间关节、腕关节和肘关节的伸展，以及肩关节的外展；自肩部搓至腕部 2～3 次；拔伸患侧指间关节，捻患侧各手指。

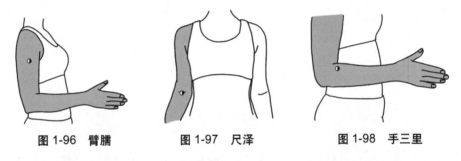

图 1-96　臂臑　　　　　　图 1-97　尺泽　　　　　　图 1-98　手三里

3. 腰背部及下肢后侧推拿　患者取俯卧位，先推督脉与膀胱经（用八字推法）至骶尾部，自上而下 2～3 次；按揉天宗（肩胛骨冈下窝中央，图 1-99）、膈俞（第 7 胸椎棘突下，后正中线旁开 1.5 寸，图 1-100）、肝俞（第 9 胸椎棘突下，后正中线旁开 1.5 寸，图 1-101）、胆俞（第 10 胸椎棘突下，后正中线旁开 1.5寸，图 1-102）、肾俞（第 2 腰椎棘突下，后正中线旁开 1.5 寸，图 1-103）；再用滚法沿脊柱两侧向下至臀部、大腿后部、小腿后部，操作 2～3 次，约 5 分钟；按揉患侧环跳（在臀区，股骨大转子最凸点与骶管裂孔连线的外 1/3 与内 2/3 交点处，图 1-104）、承扶（臀横纹的中点，图 1-105）、委中、承山及跟腱部，要逐渐加大力度，每穴操作 1～2 分钟，在按揉环跳穴时让患者尽力做下肢的内旋、内收、屈曲动作；轻拍腰部及背。

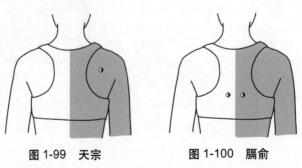

图 1-99　天宗　　　　　　图 1-100　膈俞

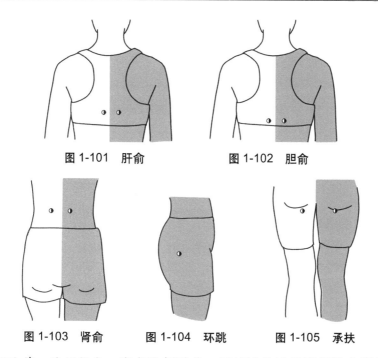

图 1-101　肝俞　　　　　　　图 1-102　胆俞

图 1-103　肾俞　　　图 1-104　环跳　　　图 1-105　承扶

4. 下肢前、外侧推拿　患者取侧卧位，用滚法从患侧臀部沿大腿外侧经膝部至小腿外侧，重点治疗髋关节和膝关节，约 5 分钟。在患侧下肢，用滚法自髂前上棘向下沿大腿前面至踝及足背部 2 ～ 3 次，约 5 分钟，同时对髋、膝、踝关节进行被动运动；按揉患侧髀关（在股前区，股直肌近心端、缝匠肌与阔筋膜张肌 3 条肌肉之间的凹陷中，图 1-106）、伏兔（在股前区，髌底上 6 寸，髂前上棘与髌底外侧端的连线上，图 1-107）、风市（大腿外侧中央，上肢自然放在体侧，中指尖所点处是穴，图 1-108）、犊鼻（髌韧带外侧凹陷中，图 1-109）、阳陵泉、足三里、解溪（踝关节前面中央凹陷中，拇长伸肌腱与趾长伸肌腱之间，图 1-110）等穴，每穴操作 1 分钟，拿患侧下肢 5 次，重点治疗部位是大腿内侧中部及膝关节周围；轻摇髋关节、膝关节和踝关节，同时配合做髋关节的外展和踝关节的背屈；搓下肢，捻五趾。

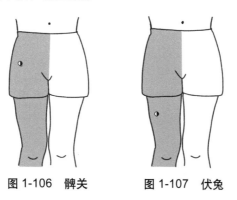

图 1-106　髀关　　　　图 1-107　伏兔

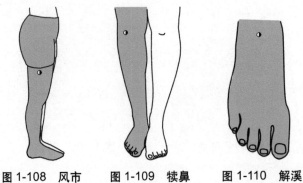

图 1-108　风市　　　图 1-109　犊鼻　　　图 1-110　解溪

（五）中药热敷疗法

1. **方法**　选用红花 10g，桂枝 15g，乳香 10g，没药 10g，伸筋草 15g，路路通 15g，桑寄生 30g，海桐皮 15g，五加皮 15g 等，将中药装入袋内，煎汤 10～15 分钟，将毛巾放入汤汁中浸透拧干后，热敷置于患部，毛巾凉后更换，一般换 2～3 次，每天敷 1～2 次。热敷一般在推拿手法操作后，在局部皮肤毛孔开放时进行，热敷时可配合轻拍法，促进热量渗透作用。

2. **注意事项**　热敷温度以患者能够忍受为度，避免烫伤皮肤，尤其是对皮肤感觉迟钝的患者。治疗过程中若出现皮肤过敏现象，应停止使用，及时到医院就诊。患肢有皮肤损伤或溃疡者暂停使用热敷疗法。

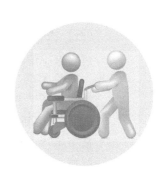

第 2 章
异常步态康复

一、定义

异常步态指行走、站立的运动形式与姿态异常。异常步态可由于关节、骨骼、肌肉、肌腱等运动系统的损害引起，也可由于大脑、小脑、脊髓、锥体束、周围神经、终板等神经系统损害诱发，亦可由精神因素引起。常见的异常步态有划圈步态、剪刀步态、慌张步态、足下垂步态等。

二、简易功能评定

（一）划圈步态评定

划圈步态又称偏瘫步态，常见于脑损伤患者，表现为患腿迈步时，下肢经外侧划一个半圆弧回旋向前迈出，故称为划圈步态（图 2-1）。

（二）剪刀步态评定

剪刀步态指内收肌肌张力高，在行走时，膝关节几乎紧贴，足尖着地，交叉前进，呈典型的"剪刀状"步态，常见于痉挛性截瘫或脑性瘫痪等脊髓和双侧脑病变等（图 2-2）。

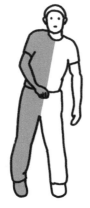
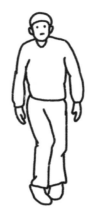

图 2-1　划圈步态　　图 2-2　剪刀步态

（三）慌张步态评定

慌张步态指在行走过程中，患者躯干前屈，髋、膝和踝部弯曲，起步慢，止步难，转身困难，小步拖曳，呈前冲状，上臂无摆动的步态，见于帕金森病或帕金森综合征患者（图2-3）。

（四）足下垂步态评定

足下垂步态又称跨阈步态，是指由于小腿的前肌群和外侧肌群麻痹，而小腿后肌群痉挛牵拉所引起的，表现为不能背屈足部，行走时拖曳患足，或是将该侧下肢举得较高，落地时总是足尖先触地的一种症状，多见于上运动神经元综合征、脊髓损伤和腓总神经损伤，也可见于脊髓灰质炎、进行性肌营养不良、低血钾性周期性麻痹等（图2-4）。

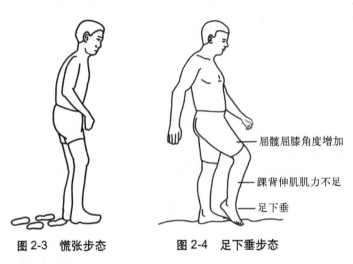

屈髋屈膝角度增加

踝背伸肌肌力不足

足下垂

图2-3　慌张步态　　　　图2-4　足下垂步态

三、康复训练指导

（一）偏瘫步态的康复

1. 牵伸跟腱　照护者一手固定踝关节上方，另一手握住足跟，前臂贴住患者足掌及外侧，用力向上方拉动，每次持续10～15秒，休息30秒，5～10次/组，1～2组/日。

2. 单腿半桥（图2-5）　患者取仰卧位，双上肢伸展置于体侧，患腿屈髋、屈膝，健腿翘在患膝上（也可患足撑于床面，健腿伸直抬高30°～40°）；用力抬臀伸髋，保持10秒，放下休息10秒，5～10次/组，2～3组/日。注意不能屏气。

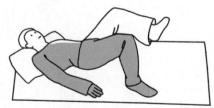

图2-5　单腿半桥

3. 动态桥（图 2-6）　患者取仰卧位，偏瘫侧下肢置于床外侧，膝关节处于屈曲放松位，然后嘱患者主动将足抬到床上，注意抬腿时尽可能保持足尖向上勾起。

4. 夹腿屈膝（图 2-7）　患者取仰卧位，双腿伸直靠拢，然后同时屈髋、屈膝，要求足底紧贴床面移动，在充分弯曲后，双足抬起，双膝向腹部靠拢。如果患腿力量不足，则将患足置于健足上完成这一动作。

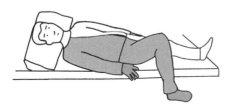

图 2-6　动态桥

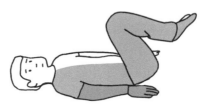

图 2-7　夹腿屈膝

5. 俯卧位屈膝（图 2-8）　患者取俯卧位，患腿做屈膝动作，尽可能地使患侧足跟能够触碰到臀部。

6. 矫形器的使用　足内翻和下垂畸形者可用踝足矫形器、电子矫形器（用以刺激神经防止垂足和帮助伸膝的功能性电刺激）。

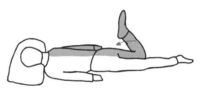

图 2-8　俯卧位屈膝

（二）剪刀步态的康复

1. 内收肌辅助牵伸　照护者一手握住患侧踝关节上方，将患侧下肢沿额状面方向移动，另一手放在健侧膝关节上并固定下肢，每次持续 10 ～ 15 秒，休息 30 秒，5 ～ 10 次 / 组，1 ～ 2 组 / 日。

2. 内收肌自我牵伸（图 2-9）　患者取坐位，采取盘腿姿势，双手分别放在双膝稍上方，缓缓下压牵伸，至最大范围，保持 10 ～ 15 秒，休息 30 秒，5 ～ 10 次 / 组，1 ～ 2 组 / 日。

3. 蚌式运动　患者取侧卧位，屈髋屈膝，做髋关节向外打开动作，也可用弹力带强化此动作，10 次 / 组，2 ～ 3 组 / 日。

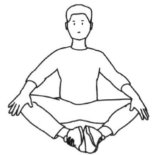

图 2-9　内收肌自我牵伸

（三）慌张步态的康复

1. 松弛训练　患者取卧位、坐位及站位均可，轻柔有节奏地来回摇动肢体，使全身肌肉放松，开始时要缓慢，从被动到主动，范围由小到大，摇动时要有节奏，要有松弛无牵拉的感觉。

2. 呼吸训练　随着松弛训练开始深而缓慢地呼吸，用鼻吸气、口呼气。嘱患者闭目，将注意力集中在呼吸气息上，吸气时腹部鼓起，并想象气向上到达了头顶，呼气时腹部放松，并想象气从头顶顺流而下，经过背部到达足底，如此反复练习。

3. 踏步训练　抬头挺胸，目视前方，避免躯干前倾或后仰，屈髋、屈膝抬高腿进行踏步练习。

（1）原地踏步：可借助助行架、带有扶手的辅助设备或家具来稳定平衡，再逐渐过渡到无支撑踏步练习。

（2）摆臂踏步：在原地踏步的基础上患者躯干旋转带动双臂摆动；或照护者在患者身后用双手于患者双肩施力帮助带动其躯干旋转；或借助两根长木棍，患者双手各持一根，照护者在患者身后两手握住两木棍的后半段，带动患者的双臂摆动。

（3）按节拍踏步：照护者或患者喊口令"一、二、一"或"左、右、左"，或跟随节拍明确的歌曲进行训练（图 2-10）。

4. 步行训练　按节拍步行用"一、二、一"或"左、右、左"口令提示患者控制步行节奏，或跟随节拍明确的歌曲进行步行训练；按标记步行：通过地板加设标记，如行走路线标记、转移路线标记、足印标记等，令患者按标记指示行走，以达到控制步幅及宽度的目的（图 2-11）。

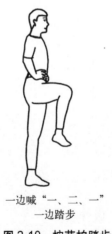

一边喊"一、二、一"
一边踏步

图 2-10　按节拍踏步

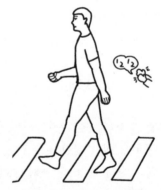

合着声音，跨过一定间隔的标
记行走

图 2-11　步行练习

5. 跨越障碍物训练　原地：在患者前方放置一个障碍物（如鞋盒、小矮凳等），要求患者双足前后抬高交替跨越障碍物，障碍物高度由低至高；步行中：在练习步行的走道上，间隔几米处放置一障碍物，要求患者向前步行跨越障碍物后继续前行，跨越障碍物时尽量不要犹豫（图 2-12）。

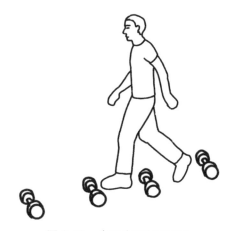

图 2-12　步行中跨越障碍物

注意：以上训练 10 分钟 / 次，1 ～ 2 次 / 日，具体视患者实际情况而定，需在他人监护下进行。

6. 脑深部电刺激术（DBS）　脑深部电刺激是中晚期帕金森病患者外科治疗"金标准"，可以明显改善帕金森病患者的运动症状（肌强直、静止性震颤、慌张步态等），提高患者整体生活质量，对震颤和僵硬症状改善效果最为明显。

治疗方法：通过外科手术的方法，在颅内特定部位植入电极、延长线及脑起搏器，通过脑起搏器为颅内电极供电，刺激周围结构，以改善脑内相应核团的运行方式，从而缓解患者的症状。治疗时机：一般是患病 5 ～ 15 年，其中 5 ～ 10 年是比较好的手术治疗时间段。随着疾病的进展，患者出现严重的非运动症状如痴呆、认知损害等，手术治疗的时间窗就停止了，一般在患病 15 年之后。

置入 DBS 后注意事项：严格遵守医嘱使用药物；术后尽量不要染发或烫发，减少化学物质对脑部植入器械造成的影响；不能太过劳累，如果安装了可充电脑起搏器，一定要随身带好充电设备；日常生活中，切勿靠近电磁场，尽量远离无线电天线、电焊设备等；如无意间关机，要及时联系医师确认恢复开机调节参数。

（四）足下垂步态的康复

1. 坐位翘足　坐在椅子（高度最好是小腿长度）上，双足平放在地面，慢慢将足趾及足背抬离地面，在顶部停留 3 ～ 5 秒，可用沙袋或弹力带强化此动作，10 次 / 组，1 ～ 2 组 / 日（图 2-13）。

2. 足跟步行　双足分开（略与肩同宽）站立，足趾抬离地面，将重心放在足跟上，足跟先接触地面向前走，30 ～ 45 米 / 次，10 次 / 组，1 ～ 2 组 / 日（图 2-14）。

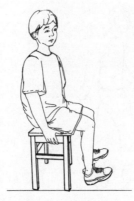
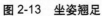

图 2-13　坐姿翘足

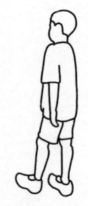

图 2-14　足跟步行

3.踝足矫形器　对于足下垂步行廓清障碍的患者，可考虑使用踝足矫形器帮助纠正足下垂，起到保护和稳定踝关节、限制踝关节下垂、改善步态的作用。

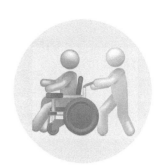

第3章
吞咽障碍康复

一、定义

吞咽障碍是指由于下颌、双唇、舌、软腭、咽喉、食管等结构和（或）功能受损，不能安全有效地把食物由口正常送到胃内的一种临床表现。正常的吞咽活动分为 5 个期：口腔前期（认知期）、口腔准备期、口腔期、咽期、食管期（图 3-1）。老年人发生生理性退化或脑卒中、痴呆、颅脑外伤、肌少症等疾病均可引起吞咽障碍。

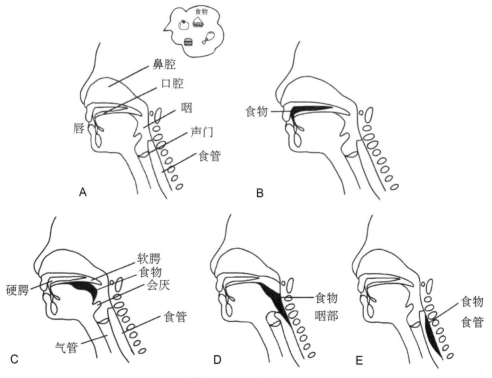

图 3-1 吞咽功能分期

A. 口腔前期（认知期）；B. 口腔准备期；C. 口腔期；D. 咽期；E. 食管期

二、简易功能评定

（一）半定量咳嗽评定

嘱受试者尽可能地多次咳嗽，将咳嗽强度从弱到强评为 0～5 分（表 3-1）。将 0～2 分的受试者归为咳嗽力度弱，将 3～5 分的受试者归为咳嗽力度强。

表 3-1　半定量咳嗽评分

评分	咳嗽表现
0 分	没有咳嗽
1 分	没有咳嗽，但可以听见口腔里的气流声
2 分	弱（勉强），可听到的咳嗽
3 分	清楚，可听到的咳嗽
4 分	较强的咳嗽
5 分	连续呛咳

（二）反复唾液吞咽试验

受试者采取坐位或半卧放松体位，检查者将手指放在患者的喉结及舌骨处，嘱受试者尽量快速反复吞咽，观察 30 秒内受试者喉结及舌骨随着吞咽运动越过手指，向前上方移动再复位的次数。30 秒内吞咽次数少于 3 次，或喉上抬的幅度小于 2cm 为异常（若存在异常，需及时到医院就诊）。

（三）洼田饮水试验

方法：被检者取坐位或半坐卧位，先让被检者分别单次喝下 1ml、3ml、5ml 水，如未出现问题，令被检者一次性喝下 30ml 温水，观察和记录饮水时间、有无呛咳及饮水状况（包括饮水方式、饮水后声音变化、受试者反应等）。

评估标准见表 3-2。

表 3-2　洼田饮水试验分级及判断标准

分级		标准
正常	Ⅰa 级	5 秒内能顺利地一次将水咽下
可疑	Ⅰb 级	5 秒以上一次喝完无呛咳
	Ⅱ级	分两次喝完，无呛咳
异常	Ⅲ级	一次喝完，有呛咳
	Ⅳ级	两次以上喝完，有呛咳
	Ⅴ级	多次发生呛咳，不能将水喝完

三、康复训练指导

（一）辅助吞咽训练

可通过以下方法去除滞留在咽喉部的食物残渣，操作需在治疗师指导下进行。

1. 空吞咽　每次进食后，反复做几次空吞咽，使食团全部咽下，然后再进食下一口，可去除残留食物，防止误咽。

2. 点头样吞咽　让患者头前屈、下颌内收，似点头样动作，同时做空吞咽动作，可去除会厌谷残留食物。

3. 侧方吞咽　令患者通过颏部分别向左、右侧转头，做点头样吞咽动作，可去除梨状隐窝部的残留食物。

4. 交互吞咽　每次进食吞咽后，饮极少量（1～2ml）的水，这样既有利于诱发吞咽反射，又能达到去除咽喉部残留食物的目的。

5. 用力吞咽　让患者将舌体顶住硬腭，用力做吞咽动作，帮助食物推进通过咽腔，以增大口腔吞咽压，减少食物残留。

6. 低头吞咽　患者颈部尽量前屈，使下颌与胸骨柄接触，做吞咽动作，使会厌谷的空间扩大，并让会厌向后移位，避免食物溢漏入喉前庭，更有利于保护气道、收窄气管入口、咽后壁后移，使食物尽量离开气管入口处。适用于吞咽时气道保护能力差、误吸风险高的患者。

（二）吞咽器官功能训练

1. 吞咽肌群训练

（1）腮部练习：紧闭双唇，鼓腮，可将手指置于面颊施加阻力，维持 5 秒，放松，使空气快速地在左右面颊内转移，重复 5～10 次。

（2）唇部练习：患者吸气后发"wu""yi""a"等音，锻炼口唇肌肉。

（3）舌练习：指导患者做伸、缩、上下、左右摆动、口腔内环行运动等，持续 5 秒后放松，重复 5～10 次。

（4）咀嚼练习：做咀嚼动作，重复训练。

（5）下颌、面部、颊部运动：口张至最大，维持 5 秒，然后放松；将下颌移至左/右边，维持 5 秒，然后放松，或做夸张咀嚼动作，重复 10 次；开口说"呀"，然后迅速合上，动作要夸张，重复 10 次；闭嘴，鼓腮，维持 5 秒，放松；张开口，舌尖抬到门牙背面，贴硬腭向后卷，即做卷舌运动，重复 5～10 次。

（6）腭咽闭合训练：口含住吸管的一端，堵住另一端，做吸吮动作，以感觉到腭弓上抬为最佳，维持 5 秒后放松，重复 5～10 次，然后做吞口水训练，口腔干燥症者可将口腔湿润后练习，以提升吞咽动作的协调性。

2. 口腔感觉训练　冰柠檬酸刺激：嘱患者取坐位或 30°以上的半卧位，张口发"啊"音，充分暴露会厌部，用自制冰柠檬棉棒，以悬雍垂为中心行感觉刺激，范围包括腭咽弓、软腭、咽喉部、舌后根，尽量做到最大范围长时间触碰刺激部位，每个部位停留 5～10 秒，前后、左右、上下交替刺激，注意避免引起患者不适。刺激部位见图 3-2。

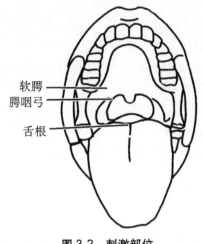

软腭
腭咽弓
舌根

图 3-2　刺激部位

3. 气道保护手法

（1）声门上吞咽法：咬一口食物或一小口液体，将其含在口中，用鼻子深吸一口气，屏住呼吸；屏住呼吸的同时吞咽食物或液体；呼气，咳嗽；再空吞咽一次；正常呼吸。如有进食需要，重复以上吞咽动作即可。此方法适用于声带关闭减少或延迟、吞咽反射启动迟缓者，冠心病患者禁用。

（2）用力吞咽法：令患者颈部前屈，吞咽时用力挤压舌及咽部所有的肌肉，使舌在口中沿硬腭向后的每一点及舌根部产生压力。此方法适用于舌根向后运动减少，用力吞咽时舌根与咽后壁距离缩短的患者。

（3）门德尔松手法：①喉部可上抬者。先嘱干吞咽数次，再指导吞咽时舌抵硬腭，屏住呼吸，将甲状软骨抬起数秒。②喉部上抬无力者。按摩颈部轻捏上推喉部，固定 5 秒，以促进吞咽（图 3-3）。此方法适用于喉部运动减少，吞咽不协调者，有呼吸系统疾病和吞咽呼吸运动严重不协调者禁忌。

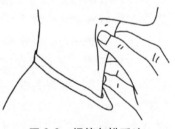

图 3-3　门德尔松手法

（三）直接摄食训练

1. 进食指导

（1）体位：患者取坐位或半卧位，不能坐位者取 30°仰卧位，可在颈后垫一毛巾卷，使食管和喉呈一条直线，照护者位于健侧。参见第 1 章图 1-52。

（2）环境：①应尽可能尊重患者的饮食习惯；②进餐环境安静、舒适，进餐时需注意力集中，避免聊天说话导致食物误吸入气道；③尽量保持轻松、愉快的心情，以促进食欲，减少呛咳，增加进食的安全性。

（3）食物选择：吞咽障碍食品分级见表 3-3。

食物一般分为液体和固体两大类，分别包含 3 个级别，液体食物分为 1 级低稠型、2 级中稠型、3 级高稠型，固体食物分为 4 级细泥型、5 级细馅型、6 级软食型。另外增加一种专门摄食训练用的食物。

表 3-3　食物分级标准

食物特点	液体			固体		
	1 级低稠型	2 级中稠型	3 级高稠型	4 级细泥型	5 级细馅型	6 级软食型
性状描述	入口便扩散，下咽时不需要太大力量	在口腔内慢慢扩散，易在舌上聚集	明显感到黏稠，送入咽部需要一定力量	经口腔器官简单处理形成食团，易吞咽，不易残留（糊状食物）	易形成食团，在口腔中、咽腔不易散开（三分、五分粥样软食）	用筷子或勺子就能切断（软饭及搅拌制成的硬度较高的食物）
适合人群	轻度吞咽障碍患者	开始治疗性经口进食患者	重度吞咽障碍患者	不需要咀嚼，具有运送食物能力者	舌和上下腭能压碎食物，通过舌运送食物者	存在误吸风险的吞咽功能及咀嚼功能下降者
质地描述	倾斜勺子食物以线条状流出	倾斜勺子食物以点滴状流出	倾斜勺子呈团块状，不会马上流下	倾斜勺子整团食物会滑出	倾斜或轻微晃动勺子时，整勺食物会全部滑下，在餐盘上可成团状或缓慢塌陷	使用汤勺边缘可切断或分开食物

（4）食物调配：①流质食物调配。用搅拌机将所需食物搅碎，调制成各种黏稠度的流质食物。②简易烂饭调配。将软饭和带汁的碎菜充分混合成不松散的烂饭。③食米粉调配。将即冲米粉放在适宜温度的温水中，调制成各种黏稠度食物，此种适合短期使用，方便、容易调配。④食物增稠剂调配。食物增稠剂是一种不含脂肪、糖、蛋白质，仅含单纯糖的结晶状粉末，用于调配胶冻

爽滑食物，俗称凝固粉。有黄原胶类和淀粉类两种。特点：需要与食物充分混合并加热至 80℃ 以上，必要时用搅拌机搅拌，再冷却即可变成爽滑食物；稳定性佳，既便隔夜放置，也不会改变其浓稠度；无色无味，与食物调制时，不会改变原口味；用途广泛，可应用于肉类、米饭、青菜等固体食物的制作，方便进食，促进食欲；可冷藏，调制后，可先冷藏再烹调，冷藏时间可长达 24 小时，增加供餐的便利性。调配方法：一边搅拌一边倒入增稠剂，待完全溶解，变黏稠后即可食用，食物冲调方法见表 3-4。

表 3-4　食物冲调方法

黏稠度	低稠	中稠	高稠
每 200ml 水 / 果汁等液体	2 匙	2.5 匙	3 匙

（5）食团在口腔中位置：最好把食物放在健侧舌后部或健侧颊部。

（6）进食速度：一口食物吞咽完成后再进食下一口，避免两次食物重叠入口。

（7）一口量及进食量：一口量不宜太大，正常人为 20ml。吞咽障碍者一般先以 3～5ml 少量试之，然后酌情增加（如 5ml、10ml 等）。开始训练时注意一次进食总量不宜过多，最好为 50～100ml，少食多餐，进食过程中需要有人陪护。

（8）口腔清洁：加强口腔护理，进食后检查口腔内是否有食物残渣，及时漱口或协助清理食物残渣。

2. **餐具的选择**　根据患者的功能状态选择合适的餐具，有利于顺利完成进食。

（1）勺子：手抓握能力较差的患者，应选用柄粗、柄长、勺面小、难以粘上食物、边缘钝的勺子，容量以 5～10ml 为宜。

（2）碗：单手舀碗中食物有困难的患者，可选择广口平底碗或边缘倾斜的盘子等；也可在碗底放一块防滑垫，或者使用防滑碗。

（3）杯：可选用切口杯，杯口不会接触到患者鼻部，这样不用费力仰头就可以饮用，避免误吸。

（四）管饲喂食

经口进食固然重要，但对于存在吞咽障碍的患者，需要通过管饲喂食，以保证营养，同时降低误吸、吸入性肺炎的风险。管饲喂食包括鼻饲管、间歇经口至食管管饲和胃空肠造瘘喂食，管饲喂食需到医院就诊，由医师评估并决定置管方式。

鼻饲喂养时需注意食物的温度、浓度及患者的耐受程度。温度以 38～

40℃为宜，浓度由稀到浓，避免堵塞管道，总量由少到多，根据患者耐受程度而定。要保证每次喂食食物的新鲜，食物存放不超过 24 小时。进食前先为患者翻身拍背，然后进行鼻饲。长期鼻饲的患者，需每天进行口腔护理并定期更换胃管。

四、传统康复

推拿疗法

1. 穴位选择　选择风池（图 3-4）、翳风（位于颈部，耳垂后方，乳突下端前方凹陷中，图 3-5）、廉泉（位于喉结上方，当舌骨的上缘凹陷处，图 3-6）、地仓（图 3-7）、颊车（图 3-8）、下关（图 3-9）、天突（在颈部，当前正中线上，胸骨上窝中央，图 3-10）、风府（后发际正中直上 1 寸，两斜方肌之间的凹陷中，图 3-11）等。

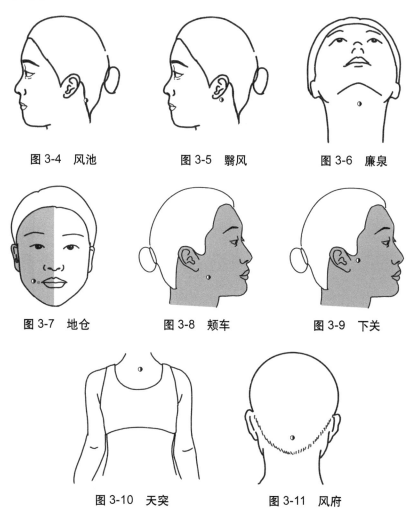

图 3-4　风池　　　　　　图 3-5　翳风　　　　　　图 3-6　廉泉

图 3-7　地仓　　　　　　图 3-8　颊车　　　　　　图 3-9　下关

图 3-10　天突　　　　　　图 3-11　风府

2.操作方法　患者取坐位，按揉颈部前后肌群5～10分钟；按揉双侧风池、翳风、廉泉；拇指、示指轻轻按揉舌骨下气管周围的甲状舌骨肌、胸骨甲状肌8～10分钟，在舌骨处向上向后持续按压数秒，再用手指沿甲状软骨到下颌上下擦皮肤，以局部皮肤发热为度。

一手戴上一次性乳胶手套，嘱患者张嘴伸舌，轻柔地捏揉、按压和推拉舌，做上下、左右、回缩、前伸的运动；用手指快速而小幅度地震颤软腭以促进软腭的提升，注意避免患者不适、恶心呕吐等反应的发生。

俯卧位，滚法于背部督脉及双侧肾俞穴推拿5～10分钟。

第 4 章

言语障碍康复

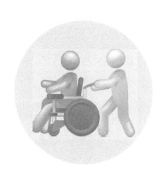

一、定义

（一）言语障碍

个体语言的产生、理解及应用等方面出现困难，表现为较稳定的、一定时期内持续存在的言语功能异常。本章着重介绍失语症和构音障碍。

（二）失语症

由于大脑功能受损所引起的已习得的口语、书面语的理解和表达功能的丧失或下降。主要表现为听理解障碍、口语表达障碍、复述障碍、命名障碍等。

（三）构音障碍

由于神经肌肉病变，导致与言语有关的肌肉麻痹、收缩力减弱或运动不协调所致的言语障碍。主要表现为发声困难、发音不准、咬字不清，音调、语速、节律等异常和鼻音过重等言语听觉特征的改变。

二、简易功能评定

（一）听理解能力评定

患者根据指令完成相应的动作，观察记录患者的反应，先用简单词句，如举右手、闭眼等，再用复杂词句。

（二）口语表达能力评定

观察并记录患者是否能用自如、准确的语言表达自己的意思，有无错语或语速很慢甚至完全说不出来等，同时注意患者说话时的面部表情和其他姿势。

（三）复述能力评定

观察并记录患者是否能准确重复检查者所说的内容（包括字、词、句等），或在复述过程中遗漏信息、出现错误，甚至可能完全无法复述出来。

（四）命名能力评定

令患者说出物品的名称，如不能说出，则观察是否能用姿势或描述来说明他所熟悉的物体，同时观察是否能在一连串词汇中寻找出物体的名称，或者当检查者提到某一物体名称时，患者是否能正确指出这个物体。

（五）构音能力评定

观察患者是否有发声困难、发音不准、咬字不清，音调、语速、节律等异常，以及鼻音过重等言语听觉特征的改变。

三、康复训练指导

（一）理解能力训练

1. 听理解训练　①单词辨认：出示一定数量的实物或图片，并说出名称，令患者指出相应的实物或图片，如在患者面前放 3 张图片（茶杯、碗、筷子），给出指令，"请指出我说的物体，茶杯"，令患者指认；口头指令由易到难，即物品名称（茶杯）→物品功能（你用什么喝水？）→物品的属性特征（什么是玻璃的？）。②执行指令：照护者发出口头指令，令患者执行，如"张开嘴巴""闭上眼睛""举起右手"等。③回答是与否：如问"这是手机吗？""这是笔吗？"要求患者回答"是"或"不是"；不能口头回答者，可用点头摇头、手势或字卡。

2. 阅读理解训练　①匹配作业：呈现多张词、图卡片，令患者进行词-图匹配并演示动作，逐渐增加难度，之后呈现句子与图片，令患者完善句子与图片相符；②贴标签：令患者在物品和家具上贴上写有相应名称的标签；③短文理解：患者阅读短文后，从多项选择问题中选择正确答案，或者提问，让患者用"是"或"不是"进行回答。

（二）表达能力训练

1. 言语失用训练　①指导患者模仿照护者的口型发"a""i""ei"等音，音高、音量和持续时间逐渐增加；②做张嘴、闭唇、伸缩舌、舔上下齿及顶硬腭等动作；③模仿照护者的口型拼音，如用"m"和"a"拼出"妈""麻""马""骂"等。

2. 口语表达训练　①令患者与照护者同时数一、二、三……十，告诉患者"一"是衣服的"衣"，并呈现衣服的图片，反复说"衣"；②照护者唱简单、熟悉的歌曲，诱导患者说出歌词，必要时提供歌词本；③照护者展示图片，说出语句的前半部分，令患者说出后半部分，可适当提示；④照护者出示物品，令患者说出物品的名称、类别及功能；⑤照护者用手势或动作演示，令患者说出动作内容；⑥如说"火"字，令其说出相关词语，如火焰、火柴等。

3. 用正反义词及关联词训练　如好—坏、大—小、正—反、黑—白、男—女、面—米、丈夫—妻子等。照护者先与患者一同练习，随后说出一个词，令患者说对应的词。

（三）复述能力训练

按单音节、单词、短句、长句的顺序进行训练。

1. 直接复述　①单音节：令患者跟着照护者复述汉语拼音"a""o""e"……，

或者数字 1～10；②单词：照护者说"蛋糕"，令患者跟读；③词组：照护者说"一套房子"，令患者跟读，照护者接着说"宽敞又明亮"，令患者跟读；④短句：照护者说"我喜欢唱歌"，令患者复述；⑤长句：照护者说"下定决心，不怕牺牲，排除万难，去争取胜利"，令患者复述。

2. 看图或实物复述 展示香蕉图片或者模具，照护者说"香蕉"，令患者复述。

（四）命名能力训练

1. 直接命名 ①实物及身体部位命名等；②利用水果、动物、家具等图片进行分类命名；③通过功能介绍进行命名，例如：说出用来刷牙的用具。

2. 完成词组或句子 可采用提示的方法，令患者补充。例如：用刀切"肉"；祝新年"快乐"；我们住在"北京"；我们在吃"苹果"；口渴时，应该"喝水"；衣服是"红色的"。

（五）构音肌群训练

1. 张口闭唇 上下唇张开、闭合，动作要求自然柔和，舌平放，不要后缩或隆起（图4-1）。

2. 伸舌 舌慢慢向外伸，伸得越长越好，然后慢慢缩回（图4-2）。

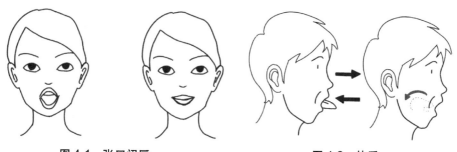

图 4-1 张口闭唇　　　　　　　　　　图 4-2 伸舌

3. 左右顶舌 舌尖用力顶左腮，使左面部外侧鼓起一个包，顶得越鼓越好，然后右侧，交替进行（图4-3）。

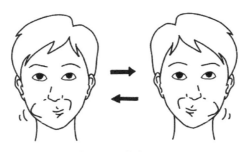

图 4-3 左右顶舌

4. **绕舌** 舌头自然放平，张嘴同时把舌伸到唇外，舔着上下唇顺时针转动360°，然后再逆时针转动360°（图4-4）。

5. **噘嘴** 双唇自然闭拢，向前突出，如同噘嘴状，然后自然恢复原状（图4-5）。

6. **咧嘴** 双唇自然闭合，嘴角向两侧拉开，露出上下咬合着的牙齿，然后自然恢复原位（图4-6）。

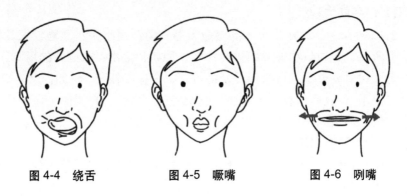

图 4-4 绕舌　　　　图 4-5 噘嘴　　　　图 4-6 咧嘴

7. **舌尖前推** 将压舌板抵住舌尖用力向后推，同时舌尖用力向前推压舌板（图4-7）。

8. **唇夹板** 用嘴唇夹住压舌板，可以根据个人唇闭合的情况试着稍用力拔掉压舌板（图4-8）。

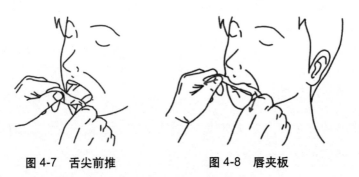

图 4-7 舌尖前推　　　　图 4-8 唇夹板

注：以上每个动作10次为1组，3～4组/日。

9. **呼吸训练** 采用鼻子吸气口吹气的练习，可以利用吸管和蜡烛诱导患者，吹气时尽可能延长时间，8～10次/分，2～3组/日。

10. **构音运功训练器** ①舌肌训练器：拉住舌，做吸-拉-旋转动作，增加舌的灵活度，辅助练习伸舌（图4-9）；②唇肌训练器：唇部闭合运动，锻炼唇肌活动协调性和力量（图4-10）。

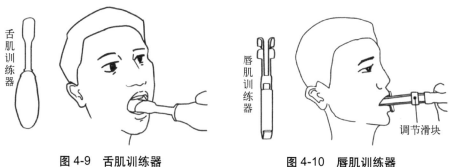

图 4-9　舌肌训练器　　　　　　图 4-10　唇肌训练器

（六）辅助交流技术

1. **手势肢体交流**　①如吃饭，可拿着筷子或饭盒做吃饭的动作；②喝水，可拿水杯做喝水的动作；③用点头、摇头表示获取要表达的信息等。

2. **交流板**　按日常生活用品与动作设计，可以由照片和图画组成，令患者指出他（或她）要做什么，如喝水、上厕所等（图 4-11）。

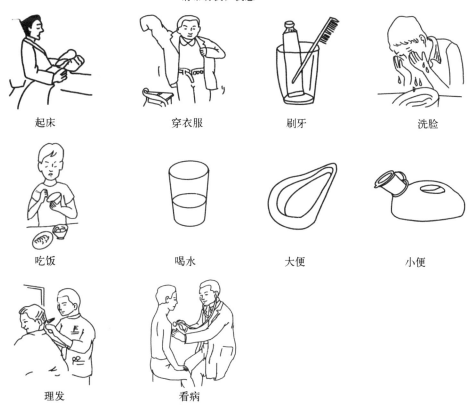

请帮助我，我想…

起床　　　　　　穿衣服　　　　　　刷牙　　　　　　洗脸

吃饭　　　　　　喝水　　　　　　大便　　　　　　小便

理发　　　　　　看病

图 4-11　交流板

49

3.简易沟通器　是一种简单的电子辅助交流器，具有录音功能，随删随录，事先将患者所要表达的语句录制存储，通过播放表达自己的需求和想法。

4.电脑或手机辅助沟通系统　软件做到了语音、文字和图片三者结合，符号词汇量不仅大而且全，语句排列形式多样，操作简便，可进行日常生活需求词汇与语句学习使用。

四、传统康复

（一）推拿疗法

1.患者取坐位，操作者用双手拇指分别从印堂交替上推至前发际，再左右分别推至太阳穴（在颞部，当眉梢与目外眦之间，向后约1横指的凹陷处，图4-12），两指揉太阳穴30秒，用大鱼际自太阳穴向后平推至耳上，绕耳后经后发际到肩颈部5～8次，然后捏拿肩部肌肉数次。

2.双手交替沿身体正中线从前额至脑后颈项部按压5～8次，轻揉百会穴、四神聪穴（位于头顶百会穴前、后、左、右各旁开1寸处，共4穴，图4-13）1～2分钟，双手揉两太阳穴周围2分钟。

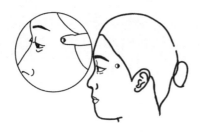　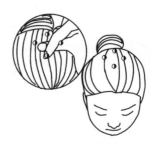

图4-12　太阳穴　　　　　　　　图4-13　四神聪

3.双手五指分开用指尖从前额至脑后轻敲头部1～2分钟，用双手小鱼际侧敲头顶、前额及太阳穴周围2～3分钟。揉拿后颈部，拇指、示指揉拿后发际正中两旁风池（图4-14），重揉按哑门（在项部，当后发际正中直上0.5寸，第1颈椎下，图4-15）、风府各2～3分钟，然后揉颈项部数次，用以缓解局部肌肉紧张感。

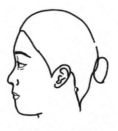　　　　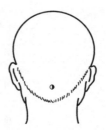

图4-14　风池　　　　　　　　图4-15　哑门

4. 单手揉按搓双耳前后至患者感觉微热为度，按压耳郭周围听宫（在面部，耳屏前，下颌骨髁状突的后方，张口时呈凹陷处，图 4-16）、听会（在面部，当耳屏间切迹的前方，下颌骨髁状突的后缘，张口有凹陷处，图 4-17）、耳门（在面部，当耳屏上切迹的前方，下颌骨髁状突后缘，张口有凹陷处，图 4-18）数次，双手交替沿胸锁乳突肌向下、喉结周围反复推 200 次，压揉合谷穴数次。

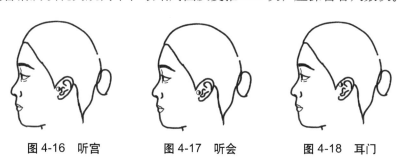

图 4-16　听宫　　　　图 4-17　听会　　　　图 4-18　耳门

5. 让患者反复进行咀嚼运动 1 ～ 2 分钟，放松。每次治疗 30 ～ 40 分钟，1 次 / 日，2 ～ 6 周为 1 个疗程。疗程间隔 3 ～ 5 天。

（二）穴位贴敷

可选用麝香、冰片各 1g，石菖蒲、远志、茯苓、白附子、郁金、胆南星、川贝母、射干各 10g，研磨成药粉，取新鲜生姜汁调和制成药饼，敷于特定腧穴，双侧通里（腕横纹上 1 寸，尺侧腕屈肌腱的桡侧缘，图 4-19）、双侧涌泉（在足底部，蜷足时足前部凹陷处，约当足底第 2、3 趾趾缝纹头端与足跟连线的前 1/3 与后 2/3 交点上，图 4-20）、双侧照海（在足内侧，内踝尖下方凹陷中，图 4-21）、天突、大椎（在第 7 颈椎棘突下，图 4-22）、膻中（前正中线，平第 4 肋间，两乳头连线的中点，图 4-23）等。每次贴敷 4 ～ 6 小时，注意观察局部皮肤，避免充血发红甚至起疱等不良反应。

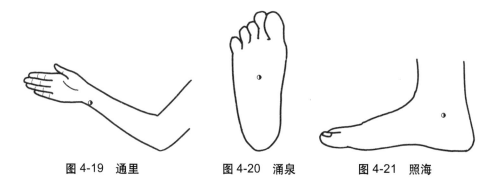

图 4-19　通里　　　　图 4-20　涌泉　　　　图 4-21　照海

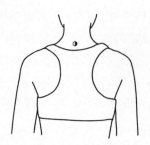

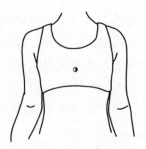

图 4-22　大椎　　　　　　　　图 4-23　膻中

第5章

认知障碍康复

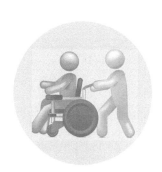

一、定义

认知障碍是指记忆、语言、视空间、执行、计算和理解判断等功能中的一项或多项受损，影响个体的日常或社会活动能力，包括注意障碍、记忆障碍、知觉障碍和执行能力的障碍等。

二、简易认知功能评估方法

（一）MMSE 评估量表

用于认知障碍的筛选，见表5-1。

表 5-1　MMSE 评估量表

序号	项目	得分					
1	今年是哪一年					1	0
2	现在是什么季节					1	0
3	现在是几月份					1	0
4	今天是几号					1	0
5	今天是星期几					1	0
6	您住在哪个省					1	0
7	您住在哪个市（县）					1	0
8	您住在哪个乡（街道）					1	0
9	咱们现在在什么地方					1	0
10	咱们在第几层楼					1	0
11	告诉您三种东西（皮球、国旗、树木），我说完后，请您重复一遍记住，一会儿还会问您			3	2	1	0
12	$100-7=?$ 连续减 5 次（93、86、79、72、65，各 1 分，共 5 分。若错了，下一个答案正确，只计一次错误）	5	4	3	2	1	0

续表

序号	项目	得分					
13	现在请你说出我刚才告诉你让你记住的那些东西（皮球、国旗、树木）			3	2	1	0
14	出示手表，问这个是什么东西					1	0
15	出示钢笔，问这个是什么东西					1	0
16	我现在说一句话，请跟我清楚地重复一遍（四十四只石狮子）					1	0
17	请念念这句话（闭上你的眼睛）并按上面的意思去做					1	0
18	我给您一张纸请按我的意思去做，现在开始："用右手拿着这张纸，用两手将它对折起来，放在您的左腿上"（每个动作1分，共3分）			3	2	1	0
19	自己写一句完整的句子					1	0
20	请按照上面的图案画下来（出示图案）					1	0

评价标准：总分30分。测试结果与受试者的教育程度有关；文盲≤17分、小学≤20分、初中或以上≤24分。分界值以下为有认知功能缺陷，以上为正常

（二）8条目痴呆筛查问卷（AD8）

用于初步筛查痴呆症状，见表5-2。

表5-2　8条目痴呆筛查问卷（AD8）

题目	是	否	不确定
1. 判断力是否出现了障碍（如做决定困难、错误的财务决定、思考障碍）	1分	0分	0分
2. 兴趣减退、爱好或活动减少	1分	0分	0分
3. 不断重复同一件事（如总是问同一个问题，讲同一个故事，说同一句话）	1分	0分	0分
4. 学习使用一些简单的日常工具或家用电器和器械有困难（如计算机、微波炉、遥控器）	1分	0分	0分
5. 记不清当前的月份或年份	1分	0分	0分
6. 处理复杂的个人经济事务有困难（忘了如何对账等）	1分	0分	0分
7. 记不住和别人的约定	1分	0分	0分
8. 日常记忆和思考能力出现问题	1分	0分	0分

判断标准：①如果2项或2项以上回答"是"，即得分≥2分，高度提示存在痴呆可能；② AD8能非常敏感地检测出很多常见痴呆疾病的早期认知改变，包括阿尔茨海默病、血管性痴呆、路易体痴呆、额颞叶痴呆等

（三）痴呆的评定

长谷川痴呆量表（HDS）见表5-3。

表5-3　HDS量表

项目内容	正确得分	错误得分
今天是几月？几日？星期几	3分	0分
这是什么地方	2.5分	0分
您多大年龄（±3年为正确）	2分	0分
最近发生的事情（请先事先询问知情者）	2.5分	0分
您出生在哪里	2分	0分
中华人民共和国是哪年成立的（±3年为正确）	3.5分	0分
一年有几个月（或1小时有多少分钟）	2.5分	0分
国家现任总理是谁？	3分	0分
100－7=？，93－7=？	4分	0分
倒说数字6-8-2, 3-5-2-9	4分	0分
5个物品（硬币、钥匙、手机、手表、笔），让其一个个看过后，收起，问都有什么东西（都对3.5分，答对4项2.5分，答对3项1.5分，答对2项0.5分，仅答出1项或答不出为0分）		

评定标准：满分32.5分，≥31分为正常，30.5～22分为轻度异常，21.5～10.5分为可疑痴呆，10～0分为痴呆

三、康复训练指导

（一）记忆力训练

1. **瞬时记忆训练**　如用1秒的速度均匀令患者读或背一串数字（如1、2、3、4、5或5、6、7、8、9），熟练后倒背；或告诉患者年龄、日期、星期几等，再请患者重复，反复强化练习。

2. **短时记忆训练**　将不同的物品按顺序展示给患者，并要求记忆，5分钟后令患者回忆出上述物品；也可用积木摆图形展示给患者，打乱顺序后要求其按原样摆好。

1项和2项用于轻度记忆减退者。

3. **长时记忆训练**　如令患者回忆最近来过家里的亲戚朋友的姓名；回忆前几天看过的电视内容，以及家中发生的事情；背诵简短的诗歌、谜语等。

4. **其他**　编写日常生活活动安排表、制订作息计划、挂放日历、设立提醒标志等帮助记忆。用于认知障碍严重者。

（二）注意力训练

1. 描述图画　选择 1 个画册，每次指定 1 幅画，令患者根据画面自由描述画中的场景，时间在 5 分钟以内，描述完毕后给予鼓励（图 5-1）。

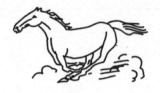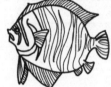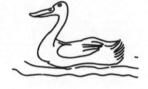

图 5-1　描述图画

2. 数字舒尔特方格　是由任意顺序的 1 ～ 25 组成的 25 个方格。训练时给患者一张舒尔特方格纸，令患者用手指按从小到大的顺序依次指出其位置，同时将数字读出声，记录所用时间（用时越短越好），训练难度可随着病情改善而逐渐增加（表 5-4）。

表 5-4　数字舒尔特方格

7	24	18	3	10
11	15	9	20	6
19	22	1	4	12
14	17	5	21	16
2	25	23	13	8

3. 迷宫游戏　准备 1 本迷宫图集，根据实际情况选择不同难度的迷宫，令患者用笔描出走出迷宫的路径，训练难度可随着病情的改善而逐渐增加（图 5-2）。

4. 其他　也可以通过读书、看报、书法、绘画、手工等进行认知功能训练。

（三）执行力训练

1. 排列数字　5 张数字卡片，由小到大顺序排列，然后再给 4 张卡片，令患者按照数字大小，插进自己已排好的 5 张卡片中。

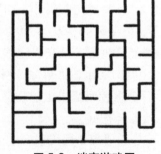

图 5-2　迷宫游戏图

2. 图片分类　若干张益智图片，动物、植物类混合在一起，令患者归纳分类哪些是动物图片，哪些是植物图片。

3. 执行指令　照护者一手握住患者伸开的一只手掌，用另一手拍打患者手心，患者的另一手用示指按在鼻尖上,其余四指握拳;拍打患者手掌的同时,发出"鼻子""眼睛""嘴巴""耳朵"等各种指令,除喊"鼻子"时患者手指不动外,在喊其余指令的瞬间,要求患者迅速地将示指指向所喊指令的部位。

(四)定向力训练

1. 时间定向力 照护者借助小白板或纸笔等向患者讲述日期、时间等内容。先训练患者区分上午和下午,然后再区分月份和季节,最后训练相对复杂的星期、年份等。

2. 人物定向力 照护者与患者接触时,反复重复患者家属或照护者的姓名,要求患者记住。

3. 地点定向力 照护者可在厨房、卫生间、卧室墙面上粘贴患者接受度高的醒目标识,将物品贴上标签,训练患者认识常见的地点、方位和标牌。

(五)肢体运动练习

1. 有氧运动 如步行、广场舞、慢跑、原地蹬地跑、骑自行车(固定),家居劳动(拖地、清扫、手洗衣服等)等,传统功法如太极拳、八段锦等。

2. 平衡活动 如足跟到足尖走路、踏步走直线、顶书平衡走、坐位到站立的练习等。

3. 手指操 ①抓握手指:双手边握拳张开边喊1、2、3、4、5、6、7、8(图5-3);②左右交替:右(左)手握拳左(右)手张开,同时喊1、2、3、4、5、6、7、8(图5-4);③八字旋转:双手做八字,右(左)手拇指和左(右)手示指触压,呈长方形,边旋转双侧前臂边喊1、2、3、4、5、6、7、8(图5-5);④六字旋转:双手做六字,右(左)手拇指和左(右)手小指触压,边旋转双侧前臂边喊1、2、3、4、5、6、7、8(图5-6)。

每次每个动作重复8组,2～3次/日。

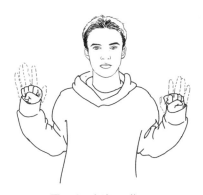

图5-3 抓握手指

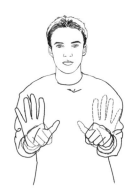

图5-4 左右交替

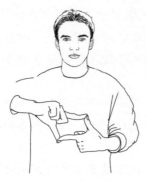
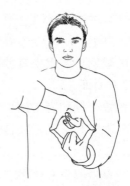

图 5-5　八字旋转　　　　　图 5-6　六字旋转

（六）日常生活指导

1. 轻度依赖（ADL > 60 分）　鼓励患者日常生活独立，如买菜做饭、收拾房间、财务管理、打电话、上网等，并与周围环境有一定接触，如带领乘坐公共交通工具、逛街等，创造语言、信息交流的机会。

2. 中度依赖（ADL40 ~ 60 分）　照护者帮助，如梳洗、进食、叠衣被等，要求患者按时起床；陪伴患者外出、认路、认家门等；做简单的家务，如擦桌子、扫地等；晚饭后可适当看电视、听音乐等。避免患者单独外出，衣袋中最好放一张联系卡或穿的衣物应标明姓名、电话号码、地址等。

3. 重度依赖（ADL < 40 分）　患者日常生活能力基本丧失，照护者应帮助患者翻身拍背、肢体被动活动，加强皮肤护理、口腔护理、二便管理、营养状况监测等，预防压疮、肺部感染、深静脉血栓等并发症。

4. 家庭无障碍设计　①常用物品：放置在易找、易取的地方，危险品如热水瓶、刀、剪、玻璃器皿等应放在隐蔽、不易拿取处，必要时上锁；②家具选择：圆角、无玻璃，地板要防滑，避免反光和几何图形装饰，室内物品应减少变动；③提醒标识：中、重度患者家中，可在不同功能房间门上贴醒目形象的标识；④安装感应门铃，患者离家时发出声响以提示家人等。

（七）辅助器具的使用

1. 记事本或电子工具　①鼓励患者将生活密切相关的事情记下来，如电话号码、人名、地名、需要办的事情等，经常翻阅；记事本可以辅以照片，帮助患者唤起对照片上的人物、地点及事情的记忆。②使用可储存信息的手表、小型录音笔及手机等，提醒患者适当时间该做的事情。

2. 日历及时钟　在家中显眼的地方放置大尺寸的日历及时钟，鼓励患者每天读日历，如有约会或重要事项，指导患者写在日历上，用于提醒。

3. 计算机辅助系统　通过计算机辅助康复软件，利用计算机、平板及手机进行人机互动，信息量更大、图片丰富，依靠动画等多媒体形式，训练方式更多样化。如日常生活活动能力训练模块（厨房做菜、ATM 取款、超市购物等），是通过虚拟现实技术，实现日常生活活动能力训练，使老年人在虚拟的环境下进行最接近于真实情况下的训练，并主动参与到训练中，完成某个日常生活的具体任务。

（八）物联网"智慧康复"技术

利用物联网技术通过各类传感器告知监护人，使患者的日常生活处于远程监控状态。如：①患者在家中跌倒，地面的安全传感器就会立即通知此前协议约定的医护人员和亲属；②如果正在煮的东西长时间无人问津，装在厨房里的传感器会发出警报；③手腕式血压计、手表式 GPS 定位仪等，不仅能随时随地监测患者的身体状况，还能知晓他们的活动轨迹，发挥"隐形伴侣"的作用。

（九）休闲娱乐

1. 音乐疗法　分为被动接受式和主动参与式。环境安静，音量适中，时间以每次 20 ～ 30 分钟为宜。

（1）被动接受式：照护者根据患者的音乐素养、性格特点、年龄、经历等，尽量选择欢快、舒缓的乐曲，为患者播放或演唱，患者被动接受音乐刺激。可以先鼓励患者集中注意力聆听，再鼓励患者跟随音乐打节拍、做动作等，循序渐进，从被动疗法发展到主动疗法。

（2）主动参与式：采用照护者与患者合作的方式，鼓励患者主动以乐器、声音、舞蹈、运动等形式参与音乐活动，通过与照护者间的互动锻炼患者的脑功能及肢体功能。

2. 游戏疗法　传统游戏包括象棋、围棋、跳棋、七巧板、卡片游戏等，在游戏过程中不仅能刺激患者的瞬时记忆、注意力，还能提升患者的愉悦感和参与度。电子游戏是指依托电子设备平台（如手机、平板、计算机）而进行的交互游戏。

3. 玩偶疗法　最初是大熊猫、犬等动物外形玩偶，塑料或布类娃娃等，电子娱乐产品如机械狗、机械猫等，患者可以与之进行简单对话、扶摸等，具有陪伴、互动、刺激等功能。目前玩偶疗法已发展到与婴儿等重的娃娃玩偶，选择穿着典型婴儿服装并能睁眼和闭眼的逼真硅胶制婴儿玩偶，由照护者将玩偶作礼物赠送给患者，指导患者给玩偶起名字训练记忆能力、给玩偶穿衣训练患者的感知能力、与玩偶互动训练患者的思维能力。

4. 宠物疗法　主要是猫、犬、鸟类等宠物。与宠物互动可以带来愉悦和快乐的感觉，减轻患者的被抛弃感、抑郁和烦躁等负面情绪。宠物作为一种社交媒介，可以促进患者与他人之间的交流和互动。与宠物一起散步、玩耍和抚摸，促进患者的身体活动和协调能力。宠物疗法并不适合所有患者，应根据患者的个体情况和喜好进行评估和监控。

5.园艺疗法 照护者陪同患者在社区绿化带、花园散步，接触绿色自然环境，观赏自然景色；带领患者在家中种植小盆栽（花卉、葱蒜等），定时浇水、松土，观察生长情况。

四、传统康复

（一）推拿疗法

早期推拿治疗以缓解肌肉、关节异常引起的运动功能障碍。患者可取坐位或卧位，采用按揉、敲法、梳法，取百会、四神聪、神庭（图 5-7）等；采用按揉、揉法对背部肌肉丰厚的肝俞（图 5-8）、肾俞（图 5-9）；采用掐法、按揉三阴交（在小腿内侧，当内踝尖上 3 寸，胫骨内侧缘后方，见图 5-10）、委中（图 5-11）、足三里（图 5-12）、合谷、内关（在前臂掌侧，当曲泽与大陵的连线上，腕横纹上 2 寸，掌长肌腱与桡侧腕屈肌腱之间，图 5-13）等穴位；腹部采用推运手法，每个穴位 1～3 分钟。

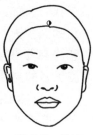

图 5-7 神庭

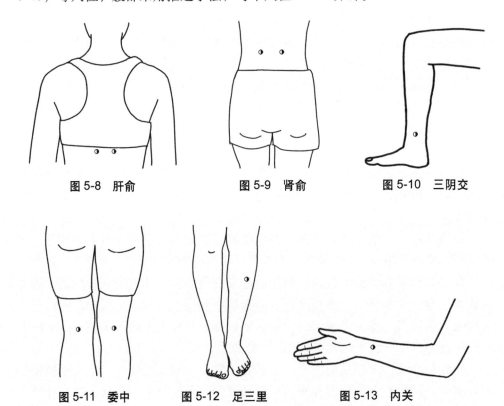

图 5-8 肝俞　　　　图 5-9 肾俞　　　　图 5-10 三阴交

图 5-11 委中　　　　图 5-12 足三里　　　　图 5-13 内关

（二）饮食疗法

1. 脾肾两虚　症见表情呆板，行动迟缓，寡言少语，哭笑无常，舌淡苔白，脉细弱。用白羊肾羹。取肉苁蓉 50g，萆薢 10g，草果 10g，陈皮 5g，胡椒 10g，白羊肾 2 对，白羊脂 200g，食盐、葱、酱油、发酵面各适量，先将白羊脂、白羊肾洗净放入锅中，将五味药装入纱布袋内，扎住口，一同放入锅中，加适量水。大火煮开后改小火炖，等羊肾熟透后加入葱、食盐、发酵面等。食用时吃羊肾喝羹。

2. 髓海不足　症见神情淡漠，反应迟钝，健忘失眠，喃喃自语，哭笑无常，舌红苔少，脉细。用核桃仁粥。取核桃仁 50g，粳米适量。将核桃仁捣碎，粳米淘洗干净，加适量水，一起煮成粥以食用。

3. 痰浊蒙窍　症见沉默寡言，不思饮食，哭笑无常，衣被不整，行动迟缓，舌苔白腻，脉弦滑。用梅花粥。取粳米 50g，煮粥，快要熟时加入白梅花 5g，再煮 10 分钟以食用。

4. 瘀血内阻　症见表情淡漠，善忘易惊恐，妄想，头痛，舌紫或有瘀斑，舌下青筋增粗，脉细弦。用桃仁粥。取桃仁 10g，粳米适量。将桃仁焯水，去掉皮尖，捣烂，与粳米一起煮粥以食用。

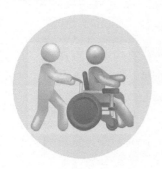

第6章
疼痛康复

一、定义

疼痛是一种不愉快的感觉和情绪体验。常见于颈椎病、肩周炎、腰椎病、关节炎等。

（一）颈椎病

颈椎病是指因椎间盘退行性变及其继发性改变压迫或刺激邻近组织而引起的一系列临床症状。

（二）肩周炎

肩周炎是指以肩部产生疼痛为主要特征，逐渐加重，夜间为甚，肩关节活动受限，且日益加重，至某种程度后逐渐缓解，直至最后完全复原的肩关节囊及其周围韧带、肌腱和滑囊的慢性特异性炎症的疾病。典型症状：肩关节疼痛并活动不便。好发年龄在50岁左右。

（三）腰椎病

腰椎病是指因脊柱及脊柱周围软组织急慢性损伤或腰椎间盘退变、腰椎骨质增生等原因引起，在临床上表现为以腰痛、腰部活动受限和腰腿痛为主要症状的疾病。

二、简易功能评定

（一）视觉模拟评分法

视觉模拟评分法（visual analogue scale/score，VAS），在纸上画一条10cm的横线，横线的一端为0，表示无痛；另一端为10，表示剧痛；中间部分表示不同程度的疼痛（图6-1）。

（二）颈椎病的压痛点

颈型颈椎病一般在颈椎旁肌肉、胸1～胸7椎体旁、斜方肌、胸锁乳突肌有压痛，冈上肌、冈下肌有时有压痛；神经根型颈椎病的痛点一般位于颈椎棘突、棘突旁、肩胛骨内侧及受累神经根支配的肌肉。

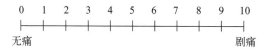

轻度疼痛（1～3） 中度疼痛（4～6）重度疼痛（7～10）

图 6-1 视觉模拟评分法（VAS）

（三）肩周炎的压痛点

一般位于冈上肌肌腱、肱二头肌肌腱及三角肌前后缘，以肱二头肌长头腱最为明显。

（四）腰椎病的压痛点

在突出的腰椎椎间盘间隙及旁侧，腿部压痛点沿坐骨神经走向，包括髋部髂前上棘与股骨大转子最凸点连线的中点处和膝关节后侧。

三、康复训练指导

（一）颈椎病疼痛康复

1. 颈部拉伸训练　患者取坐位或立位，身体挺直。

（1）后仰：手放在髋部，挺直背部，头轻轻上抬后仰（图 6-2）。

（2）左右倾斜：将头倾斜到左边，同时用左手在头部施加助力。左侧练习后换右侧练习（图 6-3）。

（3）前屈：低头，下颌往胸部贴近。以上动作每次拉伸 20～30 秒，重复 4～5 次（图 6-4）。

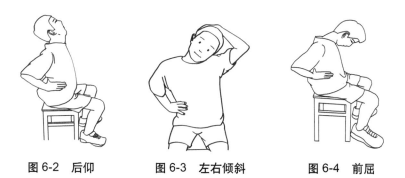

图 6-2　后仰　　　图 6-3　左右倾斜　　　图 6-4　前屈

2. 颈椎保健操　颈部放松，用左手掌来回摩擦颈部，默念 8 下后，开始捏后颈，然后换右手。

（1）旋肩舒颈：双手置于两侧肩部，掌心向下，两臂先由后向前旋转 20～30 下，再由前向后旋转 20～30 下（图 6-5）。

（2）头手相抗：双手交叉紧贴颈后，用力顶头颈，头颈向后用力，做互相抵抗运动 5 次（图 6-6）。

（3）仰头望掌：双手上举过头，手指交叉，掌心向上，将头仰起看向手背。以上动作 10 次 / 组，2 ～ 3 组 / 日（图 6-7）。

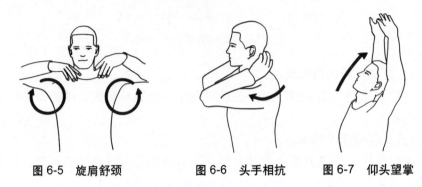

图 6-5　旋肩舒颈　　　　图 6-6　头手相抗　　　　图 6-7　仰头望掌

3. 红外线治疗　主要用于放松肌肉、改善血液循环、降低痉挛、止痛及消肿等，烤灯距离颈肩疼痛部位保持在 30 ～ 50cm，时间控制在 20 ～ 30 分钟，每日 1 ～ 2 次。

4. 低频或中频治疗　电极片贴在痛点处，一般采用并置法（电极片之间的距离为一个电极片的宽度），选择止痛处方，每次 20 分钟，每日 1 ～ 2 次。

5. 颈椎牵引　该法是颈椎病，尤其是神经根型颈椎病、颈型颈椎病等常用的治疗方法，牵引方法较多，包括仰卧位牵引、坐位牵引、充气颈托牵引等。充气颈托牵引为居家常用且较便捷的方法。

（二）肩周炎疼痛康复

1. 外旋动作　患者坐正，双手持木棍或雨伞，肘关节贴紧身体，健侧手用力向两侧推拉木棍，带动患侧肩关节反复外旋和内旋，手需要经过身体中线，重复 5 ～ 10 次（图 6-8）。

2. 钟摆动作　患者健侧手支撑在桌面或椅面，身体前倾，患侧手臂下垂，前后向、左右向、环形摇动手臂，每个方向重复 5 ～ 10 次（图 6-9）。

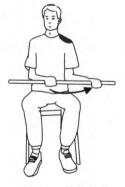
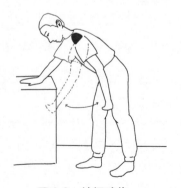

图 6-8　外旋动作　　　　　图 6-9　钟摆动作

3.爬墙运动　患者面向墙壁站立，用患侧手沿墙缓缓向上爬动，使上肢尽量高举，到最大限度，在墙上做一记号，然后再徐徐向下返回原处，反复进行，逐渐增加高度（图 6-10）。

4.头枕双手　患者仰卧，两手十指交叉，掌心向上，放在头后枕部，起始位置肘关节竖起，然后肘部逐渐外展至贴近床面（图 6-11）。

5.体后拉手　患者双手向后，由健侧手拉住患侧腕部，逐步向上拉动，可以使用毛巾辅助，循序渐进，反复进行（图 6-12）。

6.低频或中频治疗　电极片贴在痛点处，一般采用并置法（电极片之间的距离为一个电极片的宽度），选择止痛处方，每次 20 分钟，每日 1～2 次。

7.红外线治疗　烤灯距离患肩保持在 30～50cm，时间控制在 20～30 分钟，每日 1～2 次。

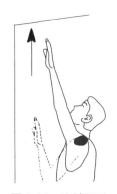
图 6-10　爬墙运动

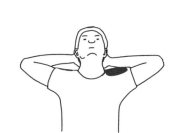
图 6-11　头枕双手

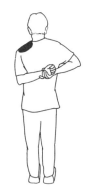
图 6-12　体后拉手

（三）腰椎病疼痛康复

1.保持正确坐姿　昂首挺胸，腰部轻度前凸、收腹，不弯腰驼背；长久坐位不利，工作 1 小时左右起身做一组腰部后伸运动，缓解腰肌的紧张。

2.搬运重物的正确姿势　靠近重物站立，屈膝、髋至重物的高度，不要弯腰，通过伸膝、伸髋抬起重物。站直后，移动下肢转身，避免扭动腰部（图 6-13）。

3.抱膝触胸　取仰卧位，屈髋、屈膝使双膝靠近胸部，可用双手帮助使膝尽量靠近胸部，然后伸腿将双足平放床面。重复 10 次（图 6-14）。

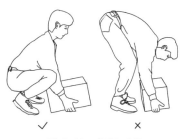
图 6-13　搬运重物

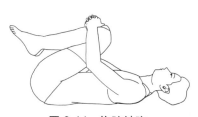
图 6-14　抱膝触胸

4. 桥式训练　见偏瘫康复之肌力训练。

5. 直腿抬高　取仰卧位，双下肢伸直，双手置于身体两侧，掌心向下，全身放松。一侧下肢在膝关节伸直的情况下缓缓抬起至最大限度时，维持5～10秒，然后缓慢下落，恢复至准备姿势。可单侧肢体操作，也可双侧交替操作（图6-15）。

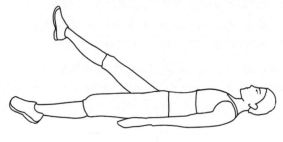

图 6-15　直腿抬高

6. 直腿后伸　取俯卧位，双手抓住床头，双下肢自然伸直，交替向上尽力抬起、摆动（图6-16）。

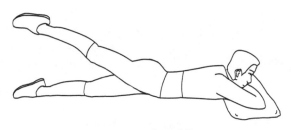

图 6-16　直腿后伸

7. 牵引治疗　由椎间盘突出或椎间孔狭窄引起脊神经根压迫或刺激的腰椎间盘突出时可采用牵引治疗，通过自动牵引床，采取平卧位，牵引重量为自身体重的50%，逐渐增加到80%，牵引时间为每次20～40分钟。牵引期间不宜做腰部大幅度、剧烈的运动。存在以下情形者不得牵引治疗：脊髓某一节段受压、马尾神经损伤、腰椎感染、急性拉伤、扭伤、严重骨质疏松等。

四、传统康复

（一）颈椎病

1. 推拿疗法　选取督脉、颈部夹脊穴、肩胛区、肩胛间区、风府、风池、肩井（在肩上，前直乳中，当大椎与肩峰端连线的中点，图6-17）、肩外俞（在背部，当第一胸椎棘突下，旁开3寸，图6-18）等。操作方法：先用滚法沿督脉、颈夹脊、肩胛区操作5～10分钟，放松颈肩部肌肉，双手或单手提拿颈后、颈两侧、肩部的肌肉，反复3～5次，再按揉风池、风府、肩井、肩中俞（在背部，当第 7 颈椎棘突下，旁开 2 寸，图 6-19）、肩外俞、大椎等相应穴位或阿是穴即疼痛部位，最后提拿两侧肩井。

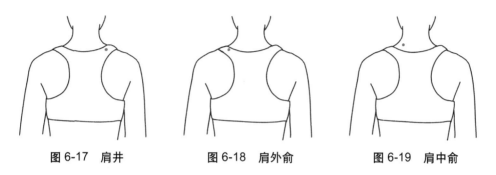

图 6-17　肩井　　　　　　图 6-18　肩外俞　　　　　　图 6-19　肩中俞

2. **艾灸疗法**　风寒痹阻型颈椎病，如畏寒、四肢不温，可选择大椎、肩井等穴艾灸以温阳通络，散寒止痛，每次艾灸约 30 分钟。

3. **传统运动疗法**　可选择练习太极拳、八段锦、易筋经、五禽戏等功法。通过躯体活动促进气血的运行，调畅气机，舒筋通络。一般每次练习 20 ～ 30 分钟，每日 1 ～ 2 次。

（二）肩周炎

1. **推拿疗法**　在早期宜采用轻手法，在粘连期或中末期，可采用稍重的推拿手法，主要目的是缓解疼痛、松解粘连、增加关节活动度。患者取坐位或卧位，用提捏拿揉等手法放松三角肌、冈上肌、冈下肌、斜方肌、大小圆肌等肩周肌肉，用拇指、示指、中指三指对握三角肌束，在垂直于肌纤维走行方向拨动 5 ～ 6 次，再拨动痛点附近的冈上肌、胸肌各 5 ～ 6 次，然后按摩肩前、肩后、肩外侧，点揉肩髃（图 6-20）、肩髎（在肩部，肩髃后方，当臂外展时，于肩峰后下方呈凹陷处，图 6-21）、肩贞（在肩关节后下方，臂内收时，腋后纹头上 1 寸，图 6-22）、肩井、秉风（在肩胛部，冈上窝中央，天宗直上，举臂有凹陷处，图 6-23）、天宗（图 6-24）、臂臑（图 6-25）、曲池（图 6-26）、手三里（图 6-27）、合谷等穴位，最后做外展、上举、内收、前屈、后伸、内旋、外旋等动作。

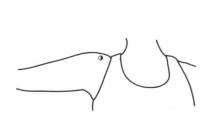

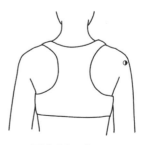

图 6-20　肩髃　　　　　　　　　图 6-21　肩髎

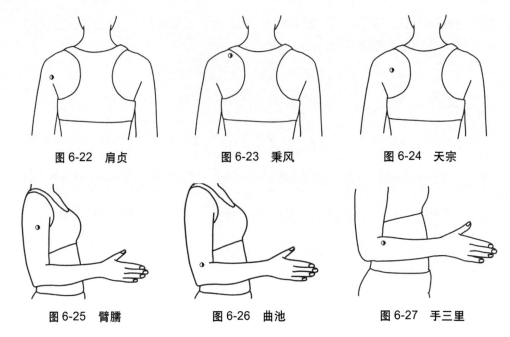

图 6-22　肩贞　　　　　　图 6-23　秉风　　　　　　图 6-24　天宗

图 6-25　臂臑　　　　　　图 6-26　曲池　　　　　　图 6-27　手三里

2. 传统运动疗法　可选择练习五禽戏、八段锦、太极拳等保健功法以改善关节活动度，增加肌肉力量。

（三）腰椎病

1. 推拿疗法　首先运用摩揉法、擦法及推按法等在脊柱两侧膀胱经及臀部和下肢后外侧操作 10～15 分钟以放松腰及下肢肌肉。针对腰背部及下肢部位，可按揉肾俞、大肠俞（第 4 腰椎棘突下，旁开 1.5 寸，图 6-28）、八髎（即上髎、次髎、中髎、下髎之合称，相当于骶骨上的 4 对骶后孔，图 6-29）、环跳（图 6-30）、承扶（图 6-31）、殷门（在大腿后面，承扶与委中的连线上，承扶下 6 寸，图 6-32）、风市（在大腿外侧的中线上，当腘横纹上 7 寸，或直立垂手时，中指间处，图 6-33）、委中、血海（屈膝，在大腿内侧，髌底内侧端上 2 寸，当股四头肌内侧头的隆起处，图 6-34）等穴。

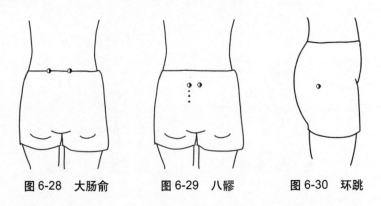

图 6-28　大肠俞　　　　图 6-29　八髎　　　　图 6-30　环跳

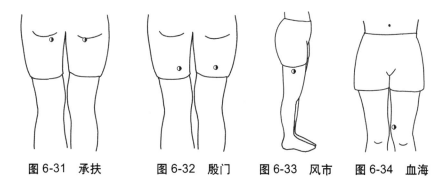

图 6-31　承扶　　　图 6-32　殷门　　　图 6-33　风市　　图 6-34　血海

2. 热熨疗法　吴茱萸 60g，白芥子 60g，莱菔子 60g，菟丝子 60g，生盐 1000g。上药混合置锅内炒热，至生盐变黄色为止，用布包热熨疼痛部位，使用时应注意热度，若过热可裹上数层布垫，避免烫伤。

3. 传统运动疗法　太极拳、八段锦均可使腰腿的筋骨得到缓和而充分的活动。

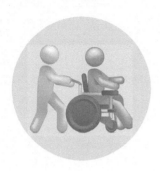

第7章
二便障碍康复

一、定义

（一）尿潴留

尿潴留是指膀胱内充满尿液而不能正常排出，按病程可分为急性尿潴留和慢性尿潴留。

（二）尿失禁

尿失禁是指由于膀胱括约肌损伤或神经功能障碍导致排尿自控能力下降或丧失，出现不自主溢尿。常见有 3 种类型：压力性尿失禁、急迫性尿失禁（伴有尿频尿急）和混合性尿失禁（同时具有前两种表现）。

（三）便秘

便秘是指表现为排便困难和（或）排便次数减少、粪便干硬的一种（组）临床症状。排便困难包括排便费力、排出困难，肛门直肠堵塞感、排便不尽感、排便费时及需手法辅助排便。排便次数减少指每周排便小于 3 次。

（四）大便失禁

大便失禁又称肛门失禁，指由各种原因引起的肛门直肠功能紊乱，导致患者不能随意控制粪便和不能在合适的时间、地点排便。常表现为不自主地排出气体、液体粪便、团体粪便和便急等。

二、简易功能评定

（一）尿潴留评定

尿潴留的评定见表 7-1。

表 7-1　尿潴留的评定

功能等级	内容
0 级	从欲解小便到解出小便的时间在 1 分钟内，对生活方式没有重大影响，残余尿 20～50ml
I 级	从欲解小便到解出小便时间在 30 分钟以内，残余尿在 50～100ml

续表

功能等级	内容
Ⅱ级	从欲解小便到解出小便所持续的时间超过 30 分钟，且需要通过热敷、按摩、针灸等措施部分排尿，残余尿大于100ml
Ⅲ级	功能丧失：无法自主排尿，必须行导尿术才能排出尿液，也可能会出现充溢性尿失禁

（二）尿失禁评定

1.1 小时尿垫试验方法　检查前将干净的尿垫称重并记录重量，排尿后穿戴上尿垫。检查步骤：① 15 分钟内喝完 500ml 无钠液体，随后可以坐下或躺下；②步行 30 分钟，其间包括上下爬一层楼梯；③ 15 分钟内完成以下动作：起立和坐下 10 次，用力咳嗽 10 次，原地跑步 1 分钟，弯腰拾起地上小物体 5 次，流水洗手 1 分钟；④ 1 小时到，取出尿垫并称重，减去干净尿垫的重量即为漏尿的重量。记录漏尿的重量克数。

2.1 小时尿垫试验结果分度标准　见表 7-2。

表 7-2　1 小时尿垫试验结果分度标准

功能等级	内容
轻度尿失禁	2g ≤ 1 小时漏尿 < 5g
中度尿失禁	5g ≤ 1 小时漏尿 < 10g
重度尿失禁	10g ≤ 1 小时漏尿 < 50g
极重度尿失禁	1 小时漏尿 ≥ 50g

注意：

（1）尿垫增重 > 1g 为阳性。

（2）尿垫增重 > 2g 时，注意有无称重误差、出汗和分泌物。

（3）尿垫增重 < 1g 提示基本干燥或试验误差。

（三）便秘评定

便秘评定见表 7-3。

表 7-3　便秘评定

项目	得分	项目	得分
排便频率		时间：在厕所的时间（分钟）	
1 ～ 2 次 /1 ～ 2 日	0	＜ 5	0
2 次 / 周	1	5 ～ 10	1
1 次 / 周	2	10 ～ 20	2
少于 1 次 / 周	3	20 ～ 30	3
少于 1 次 / 月	4	＞ 30	4
困难：疼痛评估		辅助：辅助形式	
从不	0	没有	0
很少	1	刺激性泻药	1
有时	2	手指协助或灌肠	2
通常	3		
总是	4		
完整性：不完全的感觉评估		失败：尝试排便失败次数	
从不	0	无	0
很少	1	1 ～ 3 次	1
有时	2	3 ～ 6 次	2
通常	3	6 ～ 9 次	3
总是	4	超过 9 次	4
疼痛：腹痛		病史：便秘持续时间（年）	
从不	0	0	0
很少	1	1 ～ 5	1
有时	2	5 ～ 10	2
通常	3	10 ～ 20	3
总是	4	超过 20	4
结果分析：总分为各项得分之和，总分 15 分以上可以定位便秘，评分越高，便秘程度越重			

（四）大便失禁评定

大便失禁评定见表 7-4。

表 7-4 大便失禁评定

变量	从不	偶尔（<1 次 / 月）	有时（>1 次 / 月，<1 次 / 周）	经常（≥1 次 / 周，<1 次 / 日）	总是（≥1 次 / 日）	得分
排气	0	1	2	3	4	
稀便	0	1	2	3	4	
成形便	0	1	2	3	4	
卫生垫	0	1	2	3	4	
生活方式	0	1	2	3	4	
结果分析：总分为各项分数之和，分值范围为 0～20 分，0 分为正常，20 分为完全失禁						

三、康复训练指导

（一）尿潴留的康复

1. **盆底肌锻炼（包括缩肛运动及排尿中断训练）**

（1）缩肛运动：患者在不收缩下肢、腹部及臀部肌肉的情况下自主收缩会阴及肛门括约肌，每次收缩维持 6～10 秒，做 30～50 次，共 5 分钟，再快速一缩一舒 200 次，4 组 / 日（早、中、晚及睡前各 1 组）。收缩会阴肌肉 3～5 秒，然后放松 2 秒；重复 10～15 次为 1 组，每日 3 组以上。

（2）排尿中断训练：每次排尿分几段排尽（排一部分憋住，再排一部分憋住），锻炼尿道内外括约肌、逼尿肌的收缩及协调能力。

2. **屏气法** 患者取坐位，放松腹部身体前倾，屏住呼吸 10～12 秒，用力将腹压传到膀胱、直肠和骨盆底部，屈曲髋关节和膝关节，使大腿贴近腹部，防止腹部膨出，增加腹部压力。

3. **耻骨联合上叩击法** 耻骨联合上进行持续有节奏的叩击、牵拉阴毛、摩擦大腿内侧、挤压阴茎、阴茎头等。叩击时宜轻而快，避免重叩（重叩可能会引起膀胱尿道功能失调）。叩击频率 50～100 次 / 分，叩击次数为 100～500 次。听流水声、热饮、洗温水浴等均为辅助性措施。

4. **膀胱训练** 留置导尿管的患者每 4～6 小时排尿 1 次，每次排尿量不超过 500ml；留置导尿管期间，病情许可的情况下，建议每日摄入 2000ml 的水，以增加尿量。膀胱定时充盈和排空，形成排尿反射，促进膀胱功能的恢复。

5. **间歇性导尿** 对进行间歇性导尿的患者，应根据患者的个体情况制订饮水计划，以利于形成规律的小便排解时间表，便于确定每日的导尿间隔时间及导尿次数。患者每日的液体摄入量应严格控制在一定范围内，开始阶段每日总量可控制在 1500～1800ml，且液体的摄入应平均每小时 100～125ml。饮水量包括所有的流食，如粥、汤、果汁等。晚上 8 时后尽量不要饮水，避免膀胱在夜间过度膨胀。导尿间隔时间开始一般每 4～6 小时导尿 1 次，每日导尿 4～6 次。每次导尿前 30 分钟，让患者自行排尿 1 次，随后开始导尿并记录排出尿量和导出的尿量，两者相加不宜超过 500ml。

（二）尿失禁的康复

1. 不同体位下盆底肌感知训练

（1）站立位：自然站立，双足分开与肩同宽，集中注意力于盆底区域（会阴部至肛门），找到阴道与肛门夹住重物并往里吸的感觉，大腿和臀部保持放松。

（2）坐位：端坐于椅子的前 1/3，双腿分开与肩同宽，集中注意力于盆底区域（会阴部至肛门），盆底肌收缩时感觉阴道口和肛周肌肉远离椅面，放松时感觉阴道口和肛周肌肉在贴近椅面。

（3）仰卧位：仰卧位，屈髋屈膝，双膝张开约一拳的距离，双手放在体侧，集中注意力于盆底肌，将阴道口和肛周想象成鱼嘴，盆底肌的收缩和放松就像鱼嘴的一合一开。

（4）俯卧位：额头枕于双手之上，全身放松，盆底肌收缩时想象有一根绳子将肛门拉向阴道的深处。

（5）侧卧位：上方腿屈髋屈膝越过下方腿置于身体前方，下方腿略微屈髋屈膝置于后方，使得两侧盆底肌和臀部略分开，感觉盆底肌收缩时分开的盆底肌和臀部在往中间合拢。

2. 呼吸与盆底肌的配合训练　吸气时腹部隆起、盆底肌放松，呼气时腹部和盆底肌收紧，一般吸气 3 秒，呼气 6 秒（或以上）。每组练习 3～5 次，重复 3～5 组。

3. 卷尾骨训练　仰卧位，吸气时腹部隆起，呼气时腹部和盆底肌收紧，同时尾骨轻轻抬离床面，腰骶部贴近床面，保持至少 6 秒。每组练习 3～5 次，重复 3～5 组。恶露未尽或月经期不可练习。

4. 盆底肌收缩训练　在咳嗽和跳跃之前快速用最大力收紧腹部和盆底肌，每次练习 3～5 次，休息 3～5 秒，重复 3～5 组。

5. 瑜伽球训练操

（1）臀桥训练：仰卧位，屈髋屈膝双足贴于床面，把瑜伽球夹在两膝之间，保持夹住球的情况下，吸气时腹部隆起，呼气时腹部和盆底肌收紧，同时臀部用力往上抬（注意腰部始终放松），保持至少 6 秒。女性患者若恶露未尽或月经期，不可练习；每组练习 3～5 次，重复 3～5 组。

（2）下肢回旋：体位同臀桥，动作要领为保持夹住球的状态扭转下肢，左右交替进行，臀部的用力方式和收缩肛门一样，每组练习 3～5 次，重复 3～5 组。

（3）夹球训练：坐位，把瑜伽球夹在两膝之间，用力夹紧时呼气；每次坚持 5 ～ 10 秒，臀部的用力方式和收缩肛门一样，每组练习 3 ～ 5 次，重复 3 ～ 5 组。

（三）便秘的康复

1. 腹式呼吸运动　鼻吸气，嘴呼气，吸气时膈肌舒张，腹部膨隆，盆底肌放松，腰骶部贴着床，呼气时嘴发"哈"音，腹部向腰椎靠拢（想象肚脐向腰椎收缩），盆底肌向肚脐方向上提收缩，胸廓回缩，深吸气、慢呼气，可配合音乐训练。

2. 盆底肌筋膜手法　按揉盆底左右侧肛提肌、双侧髂尾肌、尾骨肌，松解双侧的尿道膀胱间隙、筋膜、韧带、坐骨直肠窝等，改善盆部血液循环，促进淋巴回流，改善排便、排尿。每日 1 次，每次 5 ～ 10 分钟。

3. 排便体位

（1）若病情允许建议尽量下床如厕排便，以坐位为佳，坐厕时建议脚下踩一个小凳子，以增大肛直角，利于排便（图 7-1）。

（2）卧床患者床上使用便盆时，除非有特殊禁忌，最好采取坐姿或抬高床头，利用重力作用增加腹压促进排便。

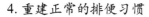

图 7-1　便秘如厕行为干预

4. 重建正常的排便习惯

（1）选择适合自身排便的时间，最好是晨起或餐后 2 小时内。

（2）每天固定时间排便，形成条件反射。

（3）排便时应全心全意，不宜分散注意力如看手机、看书等。

（4）不随意使用缓泻剂及灌肠等方法。

5. 饮食指导　饮食需均衡，合理搭配。每天需食用 25g 左右膳食纤维，可以参考以下食物搭配组合。主食：100g 粗粮 +150g 细粮；蔬菜：400 ～ 500g/d；水果 100 ～ 200g/d；豆类：50g/d。含纤维素多的谷类有麦麸、小麦、大麦、荞麦、燕麦等；富含纤维素的蔬菜主要有春笋、芹菜叶、莲藕、花椰菜、扁豆等，含纤维素多的水果有酸枣、软梨、石榴、无花果、猕猴桃等，含纤维素多的豆类有黄豆、青豆、鹰嘴豆、蚕豆、黑豆等。注意膳食纤维也不能吃过多，可能会出现胀气。饮水量控制在每日 2000ml 左右，辣椒、咖喱、浓茶、咖啡等辛辣刺激的调味品及食品不建议食用。

（四）大便失禁的康复

1. 训练方法

（1）肛周刺激：患者侧卧放松、四指并拢或手握拳于肛门向内按压 5 ～ 10

次，两手或单手于肛周有节律地往外弹拨，使肛门外括约肌收缩、扩张、收缩，左右方向各 10～20 次。

（2）盆底肌训练：桥式运动，患者平卧，双下肢并拢，双膝屈曲稍分开，轻抬臀部，缩肛、提肛 10～20 次，促进盆底肌肉功能恢复，每日 4～6 次。

（3）失禁干预控制：若患者每天排便多次，排便后即选用卫生棉条，外涂液状石蜡润滑，从肛门塞入，直到塞进 2/3 时左右转动棉条数次后全部塞入，留尾巴棉绳于肛门外，用胶布固定棉绳于臀部，排便前取出，每日取出排便 1～2 次。

2. 饮食疗法 保持合理的水平衡，患者进食宜清淡、易消化、高热量、高蛋白低渣饮食，避免食辛辣刺激、油腻及产气多的食物。

3. 间歇性刺激 培养患者定时排便的习惯，使直肠和肛门保持空虚。利用胃-结肠反射的原理，鼓励患者在餐后 30 分钟排便。

4. 皮肤护理 长期卧床的大便失禁患者常有会阴部或臀部皮肤损伤，应给予皮肤护理；也可使用失禁袋收集液态大便，防止污染肛周皮肤。及时清洗，可涂抹氧化锌软膏。

5. 心理支持 患者常有心理障碍，惧怕社交，由此引起孤寂和抑郁，因此应给予心理支持，鼓励他们回归社会。叮嘱患者穿弹性紧身裤，以增加大便节制能力。活动前和餐前做好排便防渗漏卫生措施。

四、传统康复

（一）尿潴留

（1）推拿疗法：患者取仰卧位，用推摩法在腹部穴位如气海（前正中线上，当脐下 1.5 寸，图 7-2）、关元（前正中线，当脐下 3 寸，图 7-3）、中极（前正中线上，脐下 4 寸，图 7-4）按摩，每次约 8 分钟。用摩法、掌揉法在两大腿内侧按摩约 5 分钟。用一指禅推法、拇指按揉法在足五里（大腿内侧，当气冲直下 3 寸，大腿根部，耻骨结节的下方，长收肌的外缘，图 7-5）、血海穴上按摩 5 分钟，以局部感觉酸胀为度。

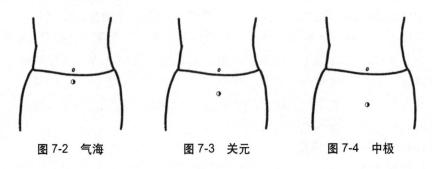

图 7-2　气海　　　　　　图 7-3　关元　　　　　　图 7-4　中极

（2）艾灸疗法：将食盐炒黄冷却后放于神阙（在腹中部，脐中央，图 7-6），将其填平，再用 2 根葱白压成 3mm 厚的饼放在盐上，将艾炷放置在葱饼上施灸，至温热入腹内有尿意为止。

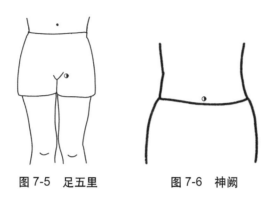

图 7-5　足五里　　　　图 7-6　神阙

（二）尿失禁

1. 推拿疗法　患者取仰卧位，用推摩法在腹部穴位如气海、关元、中极按摩，每次约 8 分钟。如患者尿急、有灼热感，甚至排尿时疼痛，舌红苔黄腻，可采用按揉、一指禅法推膀胱俞（骶正中嵴第 2 骶椎棘突下旁开 1.5 寸，约平第 2 骶后孔，图 7-7）、委阳（在膝部，腘横纹上，股二头肌腱的内侧缘，图 7-8）、阴陵泉（在小腿内侧，胫骨内侧髁后下方凹陷中，图 7-9）、三阴交等穴，或用手掌横擦腰骶部，以局部皮肤发热为度。如患者平时神疲乏力、畏寒，舌淡，可用一指禅、按揉法对肾俞、命门（在腰部，当后正中线上，第 2 腰椎棘突下凹陷中，图 7-10）按揉约 3 分钟，或用手掌横擦腰骶部，以局部皮肤发热为度。

2. 艾灸疗法　将食盐炒黄冷却后放于中极穴、关元穴上，再将艾炷放置于食盐上施灸，至温热入腹为止。

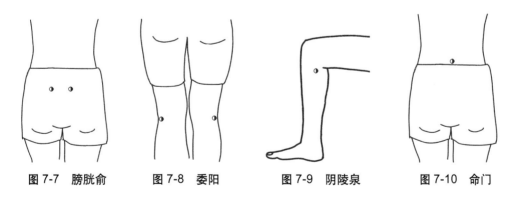

图 7-7　膀胱俞　　　　图 7-8　委阳　　　　图 7-9　阴陵泉　　　　图 7-10　命门

（三）便秘

1. 推拿疗法　患者仰卧位时，采用一指禅推中脘（在上腹部，前正中线上，脐上4寸处，图7-11）、天枢（位于腹中部，脐中旁开2寸，图7-12）、气海，双手重叠置于右腹部，顺时针按摩腹部，从右下腹向上至右肋下，横向左到左肋下，再向下推按，按揉足三里，全过程约10分钟。俯卧位时一指禅推或按揉脾俞（在背部，当第11胸椎棘突下，旁开1.5寸，图7-13）、胃俞（在背部，当第12胸椎棘突下，旁开1.5寸，图7-14）、大肠俞、肾俞，手法轻柔，横擦腰骶部，以局部皮肤发热为度，时间约10分钟。

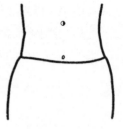

图 7-11　中脘

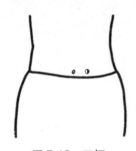

图 7-12　天枢

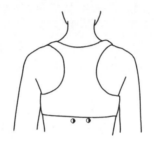

图 7-13　脾俞

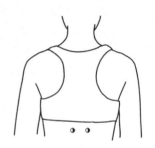

图 7-14　胃俞

2. 中药治疗

（1）大便干结，腹胀，口干口臭，小便色深，舌红，苔黄腻，脉滑者，药用大黄10g，枳实10g，厚朴10g，火麻仁10g，杏仁10g，芍药10g等；亦可用麻仁丸成药口服或番泻叶39g开水泡服，代茶随意饮用，大便通畅后停服。

（2）大便干结，想便但便不出，或大便后有排便不尽感，肠鸣矢气，腹胀明显，嗳气，舌苔薄腻，脉弦者，药用木香10g，乌药10g，沉香6g，大黄10g，槟榔10g，枳实10g等；亦可用四磨汤口服液或木香顺气丸成药口服。

（3）大便不干结，虽有便意但排便困难，用力努挣则汗出，便后乏力，面白神疲，舌淡苔白，脉弱者，药用炙黄芪30g，火麻仁10g，白蜜10g，陈皮6g等；亦可用香砂枳术丸成药口服。

（4）大便干结，面色无华，头晕，心悸，健忘，口唇色淡，舌淡苔白，脉细者，药用当归15g，生地黄10g，火麻仁10g，桃仁10g，枳壳10g等。

（5）大便干结，如羊屎，头晕耳鸣，心烦失眠，手足心热，口干，腰膝酸软，舌红少苔，脉细者，药用玄参10g，麦冬10g，生地黄15g，石斛10g，当归10g，沙参10g等。

（6）大便干或者不干，排便困难，小便色清，面色㿠白，四肢冷，腹冷痛，腰膝酸冷，舌淡苔白，脉沉者，药用肉苁蓉10g，牛膝10g，当归10g，升麻10g，泽泻10g，枳壳10g等。

第8章
心肺功能障碍康复

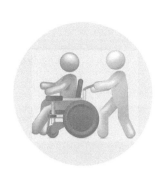

一、定义

心肺功能障碍是指心脏泵血能力下降及肺部气体交换的效率降低，引起全身器官及肌肉活动障碍，主要表现为胸闷、呼吸困难、肌肉软弱无力、疲劳、运动耐力下降等。心肺功能障碍康复包括但不限于运动训练、教育和行为改变等综合干预措施，是改善心肺功能障碍患者的生理与心理状况，提高其生活质量并促进长期健康增进的行为。

二、简易功能评定

（一）呼吸困难评估

1. 改良呼吸困难指数量表（表 8-1） 是一种衡量与生活、体力活动有关的呼吸困难严重程度的工具，分 0 ～ 4 级，适用于慢性阻塞性肺疾病症状评估。

表 8-1 改良呼吸困难指数量表

分级	呼吸困难严重程度
0 级	仅在费力运动时出现呼吸困难
1 级	平地快步行走或步行爬小坡时出现气短
2 级	由于气短，平地行走时比同龄人慢或者需要停下来休息
3 级	在平地行走 100m 左右或数分钟后需要停下来喘气
4 级	因严重呼吸困难以至于不能离开家，或在穿衣服、脱衣服时出现呼吸困难

2. Borg 自觉疲劳量表（表 8-2） 是衡量自感费力程度，对身体运动时感受到的困难程度打分，是中老年人群确定运动强度的有效测量工具，与心率等生理指标具有良好的相关性。该量表为 6 ～ 20 分，其中 6 分是不费力，20 分是精疲力竭，大于 13 分为有明显呼吸和疲劳症状，大于等于 17 分则需要终止运动。

表 8-2　Borg 自觉疲劳量表

Borg 分级	自觉疲劳量表
6 分	安静，不费力
7～8 分	非常轻松
9～10 分	很轻松
11～12 分	轻松
13～14 分	有点吃力
15～16 分	吃力
17～18 分	非常吃力
19 分	极其吃力
20 分	精疲力竭

3. 呼吸暂停低通气指数　指睡眠中平均每小时呼吸暂停与低通气的次数之和。呼吸暂停是指睡眠过程中口鼻呼吸气流消失或明显减弱，持续时间≥ 10 秒。低通气是指睡眠过程中口鼻气流降低，同时伴血氧饱和度（SpO_2）下降≥ 3% 或者伴有微觉醒，持续时间≥ 10 秒。

（二）30 秒坐立试验

30 秒坐立试验指尽可能在 30 秒内完成坐立动作的次数，它可以反映慢性阻塞性肺疾病患者的心肺功能、运动耐力及病情的严重程度。

1. 操作步骤（图 8-1）

（1）端坐在无扶手的椅子上，双手交叉扶着肩膀，双膝弯曲约 90°，双足分开与肩同宽、平放于地面。

（2）起身至完全站立，再恢复到端坐位。尽可能多地重复以上坐立动作。

（3）记录 30 秒内完成的坐立次数。

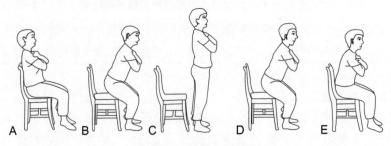

图 8-1　30 秒坐立试验

2. 注意事项

（1）在慢性阻塞性肺疾病急性发作期、严重脊柱及膝关节疾病，以及过于疲劳的情况下，应避免进行测试。

（2）确保座椅稳固、地面防滑并且光线充足，以避免跌倒。

（3）测试时，如出现胸闷心慌等不适症状，应立即停止。

3. 平均水平　见表 8-3。

表 8-3　30 秒坐立试验平均水平

年龄段（岁）	女性平均水平（个）	男性平均水平（个）
60 ～ 64	12 ～ 17	14 ～ 19
65 ～ 69	11 ～ 16	12 ～ 18
70 ～ 74	10 ～ 15	12 ～ 17
75 ～ 79	10 ～ 15	11 ～ 17
80 ～ 84	9 ～ 14	10 ～ 15
85 ～ 89	8 ～ 13	8 ～ 14
90 ～ 94	4 ～ 11	7 ～ 12

30 秒坐立试验可用于评估慢性阻塞性肺疾病和老年人的运动耐力及下肢肌力，不同年龄阶段老年人坐立低于平均次数则说明下肢力量或耐力不足，提示存在跌倒风险。30 秒坐立试验耗时短，不需要太大的空间，引起的心率及血氧饱和度的变化小，并能反映肺康复训练效果。

三、康复训练指导

（一）呼吸功能训练

1. 气道廓清方法　适用于产生大量痰液的慢性病如支气管扩张症、慢性支气管炎等；咳嗽能力减弱者如长期卧床、胸腹部术后、慢性阻塞性肺疾病、神经肌肉疾病等。

（1）叩拍

1）体位：取坐位或侧卧位。

2）方法：将手掌微曲成弓形，五指并拢（图 8-2），以手腕为支点，借助上臂力量有节奏地叩拍患者胸壁或使用家用硅胶排痰杯（图 8-3）替代手掌。

3）叩拍幅度：手与胸壁的距离以 5 ～ 10cm 为宜，叩拍频率为 2 ～ 3 次 / 秒，单手或双手交替叩拍（建议隔着较薄衣物叩拍以提高患者舒适度）。

4）叩拍顺序：由下至上，由两侧到中央，沿着支气管走向由外周向中央叩拍，每次 3 ～ 5 分钟（图 8-3）。

5）注意事项：餐后 2 小时或餐前 30 分钟为宜；避开外伤或手术部位，不可直接叩拍心脏、椎骨、胸骨或乳房等突出部位，方向始终与肋骨平行。

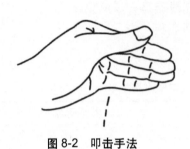

图 8-2　叩击手法　　　　　　　　　　图 8-3　叩击顺序

（2）主动呼吸循环技术：选取坐位或半高卧位，背后有靠背使腰椎、颈部和肩膀放松，依次进行呼吸控制、胸廓扩张和用力呼气。

1）呼吸控制：患者处于放松状态，上胸部及肩部放松，一手平放于胸部，另一手放于腹部，经鼻深吸气，吸气时腹部隆起，用嘴缓慢呼气，呼气时嘴唇呈吹口哨状，腹部内陷。控制吸呼时间比为 1 ∶ 2 ～ 1 ∶ 4，每组 3 ～ 5 次（图 8-4）。

2）胸廓扩张：双手放在下胸部感受胸廓的扩张与收缩，用鼻深吸气，深吸气屏气 2 ～ 3 秒后用嘴缓慢呼气，可伴胸部叩击、振动，达到松动分泌物、改善通气分布、提供用力呼气时所需容积的目的。每组 3 ～ 5 次（图 8-5）。需注意多而深的呼吸可能会引起过度通气。

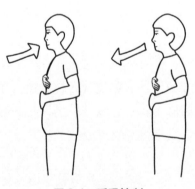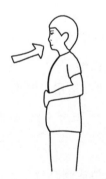

图 8-4　呼吸控制　　　　　　　　　　图 8-5　胸廓扩张

3）用力呼气技术：目的是将痰液排入中央气道。患者经鼻缓慢深吸气，当实现最大量吸气后，屏气 3 秒，同时收缩胸部与腹部，用嘴快速呵气 1 ～ 2 次。然后引导咳嗽或进行有效的咳嗽，随后放松呼吸再重新开始以上 3 个步骤（图 8-6）。

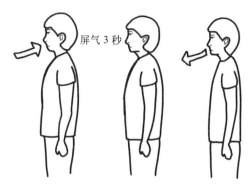

屏气 3 秒

图 8-6　用力呼气技术

主动循环呼吸技术 3 个步骤的训练顺序及次数不定，可灵活调整，如有不适应立即停止，建议每日做 2～3 次，每次 10 分钟。应在餐前或餐后 1～2 小时进行训练，观察痰液颜色、性状和量。

（3）主动咳嗽技术（图 8-7）：取坐位或半高卧位，背后有靠背，使腰椎、颈部和肩膀放松，膝关节微弯曲。依次进行深吸气、屏住呼吸、腹部收缩、用力咳嗽。适用于能自主咳嗽者。方法如下。

1）深吸气：采用腹式呼吸，腹部放松，经鼻缓慢深吸气，隆起腹部。

2）屏住呼吸：最大限度进行吸气后屏气，以增强气道压力。

3）腹部收缩：延长屏气时间，收缩腹部增强胸内压使呼气时产生高速气流。

4）用力咳嗽：当肺内压明显增高时，突然将声门打开，形成高速气流，促使分泌物随咳嗽排出体外。

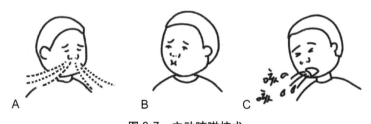

A　　　　　　　B　　　　　　　C

图 8-7　主动咳嗽技术
A. 深呼吸；B. 屏住呼吸、腹部收缩；C. 用力咳嗽

（4）辅助咳嗽技术：适用于慢性阻塞性肺疾病及神经肌肉无力无法用力咳嗽的患者。

1）方法一：患者取直立坐位，椅背靠墙固定；照护者双手置于患者肋缘下；嘱患者深吸气，即将要咳嗽时，双手向内向上施压；重复 2～3 次（图 8-8）。

2）方法二：患者取直立坐位，椅背靠墙固定；照护者一手置于剑突下，一手置于患者背部固定身体；嘱咐患者深吸气，即将要咳嗽时，前侧的手向内向上施压；重复 2～3 次（图 8-9）。

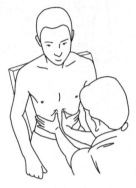

图 8-8　辅助咳嗽技术 1

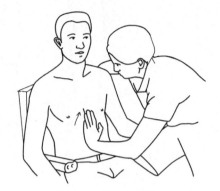

图 8-9　辅助咳嗽技术 2

注意：骨质疏松、肋骨骨折患者禁忌肋骨外侧施压，孕妇、腹部急症、腹主动脉瘤、食管裂孔疝患者禁忌使用。

2. 呼吸模式重建　该方法适用于急性呼吸系统疾病如普通感冒、急性咽喉炎、急性支气管炎、肺炎等；慢性呼吸系统疾病如慢性支气管炎、支气管哮喘、肺气肿，尤其是慢性阻塞性肺疾病者。

（1）腹式呼吸训练（图 8-10～图 8-12）

1）目的：训练腹式呼吸、强调膈肌运动，改善异常呼吸模式，减少其他辅助呼吸肌的做功，改善呼吸效率，降低呼吸能耗。

2）操作方法：取仰卧位（需双膝半屈使腹肌放松）、坐位或立位，一手放在胸部，另一手放在上腹部以感觉腹式呼吸时腹部的动作；腹部放松，经鼻缓慢深吸气，隆起腹部；缩唇将气缓慢吹出，同时收缩腹肌，促进横膈上抬。

吸呼比是 1：2，每日 2 次，每次 5～10 分钟。训练过程中若出现气促呼吸困难等不适，则中止训练。

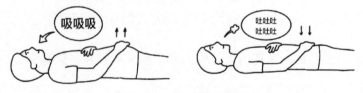

图 8-10　仰卧位腹式呼吸

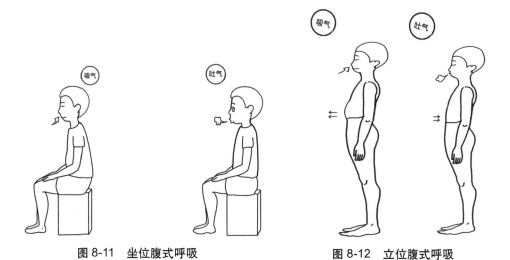

图 8-11　坐位腹式呼吸　　　　　　　图 8-12　立位腹式呼吸

（2）缩唇呼吸训练（图 8-13）

1）目的：主要是增加呼气肌肌力，改善通气和换气，减少肺内残气量（图 8-13）。

2）操作方法：取舒适放松体位，闭嘴经鼻深吸气，像吹口哨一样缩起嘴唇，使气体缓慢地通过缩窄的口形，每次吸气 2～3 秒，呼气 4～6 秒（可借助吹蜡烛、吹纸片等判断是否有气体呼出），吸呼时间比为 1：2，每日 2 次，每次 5～10 分钟。

3. 呼吸肌力量训练　适用于慢性支气管炎和肺气肿；胸膜炎及胸部手术后；肺结核、尘肺；哮喘及其他慢性呼吸系统疾病伴呼吸功能障碍者。

（1）吸气肌训练：取仰卧位，头略抬高，双膝半屈使腹肌放松，在上腹部放置 1～2kg 的沙袋，深吸气同时保持胸廓平静，沙袋重量以不妨碍膈肌活动及上腹部鼓起为宜，逐渐延长阻力呼吸时间及增加沙袋重量，也可借助三球仪进行抗阻吸气训练。5 次一组，每日 2 次，每次 5～10 分钟（图 8-14）。

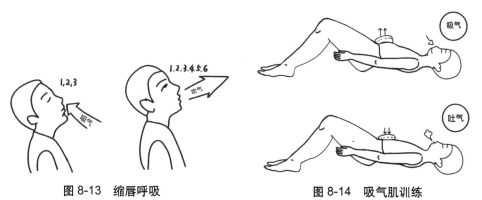

图 8-13　缩唇呼吸　　　　　　　　　图 8-14　吸气肌训练

（2）呼气肌训练：可采用吹口哨、吹水泡等方法，也可借助三球仪进行抗阻呼气训练。吹口哨可维持吹响状态 5 秒为 1 次；吹水泡则是用一根长吸管和半杯水，含住吸管放进水中均匀吹气。5 次为 1 组，每日 2 次，每次 5 ～ 10 分钟。

4. 拉伸练习

（1）拉伸肋间肌：取站立位或坐位，保证身体挺直，拉伸侧上肢上举并带动胸廓向对侧运动（保持骨盆的稳定，使运动尽量发生在肋间），维持 10 秒，重复 3 ～ 5 次（图 8-15）。

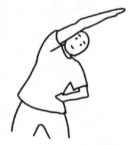

图 8-15　拉伸肋间肌

（2）拉伸胸大肌：取坐位，两手交叉握于头后方，呼气时将手、肘靠在一起，低头缩胸并且身体往前弯，深吸气时挺胸做手臂水平外展的动作，维持 10 秒，重复 3 ～ 5 次（图 8-16）。

（3）拉伸斜角肌：以牵伸右侧斜角肌为例，头部侧向左侧，左手置于头顶压向左侧肩膀，注意右侧肩部不能上抬，维持 10 秒，重复 3 ～ 5 次（图 8-17）。

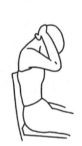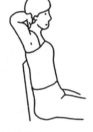　　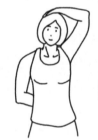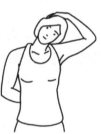

图 8-16　拉伸胸大肌　　　　　　　　图 8-17　拉伸斜角肌

（二）有氧训练

运动强度可根据说话来判定，能谈话、不气喘吁吁；或者通过心率来确定。最大心率估算可以采用 220 − 年龄，低强度约为最大心率的 60%，中强度约为最大心率的 70%，较高强度约为最大心率的 85%。考虑到心率与环境等因素有一定关系，需要结合自身情况综合评判。建议居家者从低强度开始训练，每周训练 3 ～ 5 天，每次以 30 ～ 45 分钟为起点，逐步提高运动强度。18 ～ 64 岁成年人，每周进行 150 ～ 300 分钟中等强度或 75 ～ 150 分钟高强度有氧活动，或者等量的中等强度和高强度有氧活动组合。65 岁以上身体条件允许的老年人可以参考成年人，建议每周训练 5 天，每次 30 分钟，累计达到每周 150 分钟，并且运动至少要达到中等强度，如因健康原因不能完成建议量，可在能力范围内尽量多活动。

运动方式可以选择低体能运动如功率自行车、健步走、休闲骑自行车等；

中等体能运动如慢跑及游泳等，也可采用呼吸康复操，方法如下。

1.颈部伸展呼吸　吸气时颈部伸展，呼气时还原。注意深吸慢呼，动作缓慢，不宜憋气，循环练习 10 次（图 8-18）。

2.颈部侧屈呼吸　吸气时侧屈颈部，呼气时还原。注意动作缓慢轻柔，练习过程中不宜憋气，循环练习 10 次（图 8-19）。

3.上肢伸展练习　吸气时双上肢充分向上伸展，呼气时还原。注意动作缓慢轻柔，练习过程中不宜憋气，循环练习 10 次（图 8-20）。

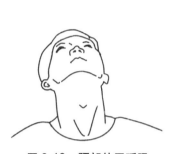 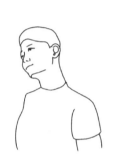 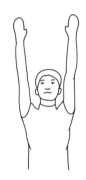

图 8-18　颈部伸展呼吸　　　图 8-19　颈部侧屈呼吸　　图 8-20　上肢伸展

4.臀桥运动　双手置于身体两侧，屈髋屈膝，呼气抬臀 2～3 秒，吸气还原。注意动作缓慢轻柔，练习过程中不宜憋气，循环练习 10 次（图 8-21）。

5.扩胸运动　双手交叉置于头后，吸气时头后仰打开胸廓，呼气时低头含胸，双肩向中间靠拢。注意动作缓慢轻柔，练习过程中不宜憋气，循环练习 10 次（图 8-22）。

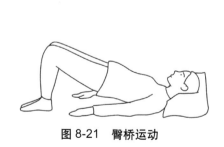 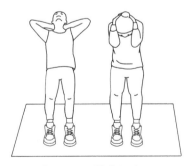

图 8-21　臀桥运动　　　　　图 8-22　扩胸运动

（三）抗阻训练

抗阻训练是增强肌肉力量和肌肉耐力的主要手段，训练时正确的呼吸方法应在用力阶段呼气，还原阶段吸气。

1. **弹力带臂弯举** 将弹力带踩在脚下，自然站立，双手各握住弹力带一端。保持上臂不动，以肘关节为轴，前臂做弯举动作，至锁骨位置后还原，重复进行。注意动作缓慢，练习过程中不宜憋气，发力呼气，放松吸气，循环练习10次（图8-23）。

2. **弹力带下蹲** 将弹力带搭在肘关节上自然站立，双臂体前交叉平举与地面平行。从准备姿势开始缓慢前屈下蹲，然后还原成站立姿势，重复进行。注意动作缓慢，练习过程中不宜憋气，发力呼气，放松吸气，循环练习10次（图8-24）。

3. **弹力带耸肩** 站立位，双手缠握弹力带，另一端固定在足下。吸气时两肩上提，向两耳靠拢，完成耸肩动作，保持3秒，呼气时肩关节放松，循环练习10次（图8-25）。

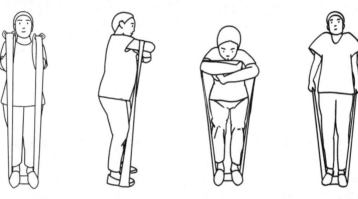

图8-23 弹力带臂弯举　　　图8-24 弹力带下蹲　　　图8-25 弹力带耸肩

4. **弹力带转体** 两腿前后站立，单手缠握弹力带，另一端固定在对侧足下。吸气时准备，呼气时旋转躯干带动握弹力带一侧手直臂外展，外展至最大幅度，循环完成10次（图8-26）。

5. **弹力带坐姿划船** 取坐位，双手缠握弹力带，另一端固定在座椅下方。抬头挺胸，双臂屈肘后伸至最大幅度，停留2秒，回到准备动作，循环完成10次，避免含胸，保持身体稳定（图8-27）。

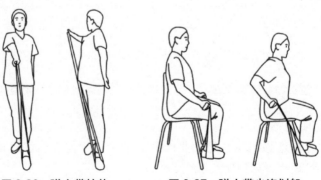

图8-26 弹力带转体　　　图8-27 弹力带坐姿划船

6. 弹力带坐姿直臂上举　取坐位，弹力带一端固定于躯干下方，双手缠握弹力带。双手肘关节伸直，完成直臂上举动作，循环完成 10 次（图 8-28）。

抗阻运动应循序渐进，如有不适应立即停止。也可借助哑铃、沙袋等健身器械进行锻炼，建议每周 2 ～ 3 次，隔日进行。

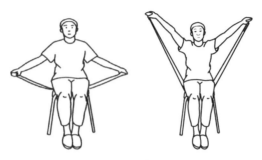

图 8-28　弹力带坐姿直臂上举

（四）心脏功能训练

经导管主动脉瓣置换术、经皮冠状动脉介入治疗、心房颤动消融术后等患者，通常存在巨大的心理压力，不敢运动，严重影响生活质量。通过适量运动可改善心肺功能，控制危险因素，改善生活质量。

1. 运动方法　可佩戴指脉氧监测设备，从上、下楼梯开始，逐渐过渡到练健身操、打太极拳、快步走（5 ～ 6km/h）等训练，持续 30 分钟 / 次，每周 3 次。详见居家运动康复建议处方（表 8-4）。

表 8-4　居家运动康复建议处方

项目	有氧运动	抗阻运动
频率	每周 3 ～ 5 天	每周 2 ～ 3 天，隔天 1 次
强度	渐进性低强度有氧训练 1. 功率车训练，从 0W 开始逐渐增加到 20 ～ 30W 或更多，直到目标强度 2. 跑台训练，从 1km/h 开始，以 1km/h 逐渐增加直到目标强度 3. 运动中保持自觉疲劳评分 11 ～ 12 分为宜	渐进性低负荷抗阻训练 1. 上肢抗阻训练，从 30%RM 开始逐渐增加到 50%RM 2. 下肢抗阻训练，从 40%RM 开始逐渐增加到 60%RM 3. 运动中保持自觉疲劳评分 11 ～ 12 分为宜
注意事项	避免意外损伤，重视心率、血压、氧饱和度、疲劳度	需完成 1RM（1 次重复最大力量）测试，应注意避免意外损伤，重视心率、血压、氧饱和度、疲劳度、避免屏气动作。每组重复 10 ～ 15 次的负荷。组数 1 ～ 3 组，从 1 组练习开始

居家运动康复应先进行 5 分钟热身运动，然后再进行有氧或抗阻训练，常用的确定运动强度方法包括：①心率储备法，常用靶心率＝（最大心率－静息心率）×靶强度 %+ 静息心率。②目标心率法，在静息心率基础上增加 20 ～ 30 次 / 分，相对比较粗略。③自我感知劳累程度分级法，多采用 Borg 自觉疲劳量表，维持评分在 11 ～ 12 分为宜。

抗阻训练也是心肺功能训练的常用方法，可用哑铃或弹力带练习，运动用力时呼气，放松时吸气，避免屏气动作，维持 Borg 自觉疲劳量表评分在 11 ～ 12 分为宜，训练结束时可做恢复运动 5 ～ 10 分钟。

2. **注意事项**　如有心绞痛发作，严重气喘、晕厥、头晕、跛行；发绀，面色苍白，虚汗，共济失调；收缩压＞ 180mmHg，舒张压＞ 110mmHg 或收缩压随运动负荷增加而下降；室性心律失常随运动发生频率增加等情况应停止练习。

（五）简易呼吸训练器的使用

简易呼吸训练器是一种恢复并稳定正常呼吸的新型理疗辅助用品，可以有效改善肺部通气功能，改善气促、呼吸困难，改善呼吸深度和持续时间，促进痰液排出等作用，适用于胸部或腹部术后、慢性病及长期卧床患者。

1. 振动排痰呼吸训练器

（1）使用方法

1）准备工作：①选择安静的环境，避免受到外部干扰；②选择舒适的姿势，可以坐着或站着，但不要躺着；③选择合适的呼吸节奏，一般为 10 ～ 12 次 / 分。

2）操作程序：①将调整转盘设置到医师建议的正确范围；②将嘴唇紧密地围绕在设备的嘴部接口上；③深吸一口气，尽可能多地吸入空气，屏气 2 ～ 3 秒；④通过设备主动而不是用力呼气，呼气时长是吸气的 2 ～ 3 倍；⑤重复上述呼吸过程 10 ～ 20 次，然后取出管嘴，执行 2 ～ 3 次"呵气"咳嗽以咳出分泌物；⑥每次使用完毕后拆开设备的各个部件，使用温和的肥皂和水清洗，然后自然风干。

（2）常见问题及解决方法

1）训练器没有产生预期的振动：①检查设备组装是否正确，连接是否紧固；②设备是否有痰液堵塞，按照说明书拆卸并清洗各个部件。

2）训练时感到不适：①调整呼气压力设置，找到适合自己的压力等级；②寻求专业医疗人员的帮助，重新学习使用技巧。

3）训练后感到头晕或头痛：①减少使用强度或次数；②使用过程中进行适当的呼吸，不要强迫呼气超过自身能力。

（3）注意事项

1）首次使用呼吸训练器，请确保将频率调整转盘转到标示为"1"的最低频率阻力设置。

2）在使用过程中感到晕眩、头痛或其他不适，应立即停止使用，并咨询医疗专业人员。

3）该训练器是通过设备主动而不是患者用力呼气。

4）呼吸训练器专人专用，避免交叉感染，使用后及时清洗。

（4）适应证：痰液清除困难者如慢性阻塞性肺疾病、囊性纤维化、肺炎、慢性支气管炎、胸肺部外科术后；气体潴留者如慢阻肺和哮喘。

2. 流量依赖型呼吸训练器

（1）使用方法

1）准备工作：同震动排痰呼吸训练器。

2）操作程序：①取出呼吸训练器，将连接管与外壳的接口、咬嘴连接，垂直摆放，保持正常呼吸；②调节流量，以自觉舒适为准，含住咬嘴吸气，以深长均匀的吸气流使浮子保持升起状态，并尽量长时间地保持；③呼气时将嘴紧贴训练器，使气体通过三个球的阻力管道流出；④呼气的时间尽可能长，以增加呼吸肌肉的负荷；⑤每次训练 5～10 分钟即可，随着训练的深入，可以逐渐增加球的大小和训练时间，但不要超过 15 分钟；⑥每次使用完毕后，将咬嘴用清水清洗晾干，放回袋中备用。

（2）常见问题及解决方法

1）喉咙不舒服或疼痛：这可能是由于呼吸不正确或球的大小不适合引起的。应调整呼吸节奏和球的大小，适当减少训练时间和强度。

2）呼吸困难：这可能是由于球的过大或训练时间过长引起的。应调整球的大小和训练时间，适当减少训练强度。

3）训练效果不明显：这可能是由于训练时间、强度不足或呼吸不正确引起的。应逐渐增加训练时间和强度，调整呼吸节奏和球的大小，注意呼吸深度和频率。

（3）注意事项

1）不要在剧烈运动后立即训练，以免加重身体负荷，引起不适。

2）避免睡前训练，以免影响睡眠质量。

3）不要与其他人共用呼吸训练器，以免交叉感染。

4）如果出现呼吸不适等症状，应停止训练并咨询医师。

（4）适用范围：呼吸肌肌力下降者如神经肌肉功能障碍、慢性阻塞性肺疾病、慢性支气管炎、胸部手术后长期卧床者等。

3. 容量依赖型呼吸训练器

（1）使用方法

1）准备工作：同振动排痰呼吸训练器。

2）操作程序：①取出呼吸训练器，将连接管与外壳的接口、咬嘴连接，垂直摆放，保持正常呼吸；②根据医务人员的建议，将仪器右侧黄色指标上下移动至目标毫升数，用做练习参考对比，或者根据正常人吸气量3000ml为指标进行训练；③含住咬嘴吸气，以深长均匀吸气流使浮子保持升起状态，并且尽量保持小黄球处于笑脸的位置；④放开咬嘴缓慢呼气；⑤不断地重复上述步骤，一般训练10～15分钟后，正常呼吸休息；⑥每次使用完毕后，将咬嘴用清水清洗晾干，放回袋中备用。

（2）常见问题及解决方法：同流量依赖型呼吸训练器。

（3）注意事项

1）使用呼吸训练器过程中，如出现头晕，立即停止锻炼休息至头晕缓解。

2）如出现胸痛或突发气紧，立即停止使用，并咨询医师。

3）呼吸训练器专人专用，避免交叉感染，使用后及时清洗。

4）遵循适量负荷、循序渐进、持之以恒三大原则。

（4）适应证：肺复张不良者如胸肺部术后（肺癌术后）及限制型通气障碍（肺纤维化、尘肺、间质肺疾病、肺不张）。

4. 家用呼吸机 家用呼吸机是一种能够提供正压的呼吸支持设备。当吸气时，呼吸机向气道提供正压，帮助克服气道阻力，使空气进入肺部；当呼气时，呼吸机减小气道压力，更容易呼出气体（图8-29）。

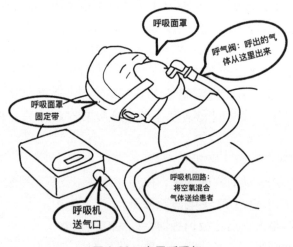

图 8-29 家用呼吸机

（1）使用方法

1）准备工作：使用前详细阅读产品使用说明书，连接好呼吸机、加湿器、鼻罩或口鼻罩，确定加湿器内加有纯净水或蒸馏水，且不能超过规定位置。

2）操作程序：①连接呼吸机的管道，加蒸馏水入湿化器，连接电源；②连接吸氧装置（制氧机），调节氧流量，佩戴面罩；③打开呼吸机，调节呼吸的模式、频率、吸气压力（从 4～8cmH$_2$O 开始）、呼气压力（从 2～4cmH$_2$O 开始）、湿化温度、吸呼比等参数，把压力接通按钮打开的同时按下湿化器按钮；④密切观察呼吸状况及感受。

（2）常见问题及解决方法

1）不耐受：初次使用呼吸机，可能会感觉不适。应从小剂量开始逐渐延长使用时间，让身体逐渐适应。如有不适，应及时调整面罩、参数等。

2）口咽干燥：加温湿化器或者通过多喝水来消除不适。

3）口部漏气：若使用鼻面罩，使用呼吸机时应尽量闭合嘴部。必要时使用口鼻面罩。

4）排痰障碍：使用无创机械通气时可坐位、半卧位、平卧位，以有效开放气道。鼓励咳嗽咳痰，辅以翻身拍背每日 2～3 次。若患者咳嗽剧烈时可停机 5～10 分钟，将痰液排出。

（3）注意事项

1）对于家用呼吸机的使用，应在医师的指导下进行。各参数必须在医院预先设置好，开机即为预设参数，不具备专业知识的情况下，患者及其家属不得随意调节。

2）使用家用呼吸机时，正确佩戴面罩或口鼻罩，确保密封性好，防止漏气。注意调整好头带的松紧度，以 1 指为宜，保证舒适度。

3）家用呼吸机的各部件需要定期进行清洁和保养。滤网：若是海绵，每周清洗 1 次，用清水轻轻冲洗干净即可；若是滤纸应定期更换。头带：定期用清洁剂清洗，清水冲洗干净，晾干备用。湿化水：每日更换纯净水，不要使用自来水。或者参照说明书上的指引进行清洁和保养工作，防止细菌滋生和交叉感染。

（4）适应证：中、重度阻塞性睡眠呼吸暂停（呼吸暂停低通气指数＞15 次 / 小时），轻度阻塞性睡眠呼吸暂停（5 次 / 小时≤呼吸暂停低通气指数≤15 次 / 小时）但临床症状明显（如白天嗜睡、认知障碍及抑郁等），阻塞性睡眠呼吸暂停合并慢性阻塞性肺疾病，神经肌肉疾病，慢性心肺疾病。

注：X 线胸片或 CT 检查发现肺大疱、气胸或纵隔气肿，血压明显降低（＜ 90/60mmHg）或休克，急性心肌梗死血流动力学指标不稳定者，脑脊液漏、颅脑外伤或颅内积气，急性中耳炎、鼻炎、鼻窦炎感染未控制，青光眼患者慎用。

四、传统康复

（一）推拿疗法

1. 全身推拿　患者取仰卧位，用手掌推拿胸部数次。再取俯卧位，用手掌揉按背部数次，按压肺俞（在背部，当第3胸椎棘突下，旁开1.5寸，图8-30）及痛点处，使其有酸胀感，以放射到胸部为宜，或背脊拿提。

2.预防感冒按摩操　用两手中指指腹紧按迎香穴，顺时针、逆时针方向各15～30次；大鱼际互相对搓致热，自印堂穴开始沿鼻两侧下擦至迎香穴（在鼻翼外缘中点旁，当鼻唇沟中，图8-31）15～30次；用拇指指腹紧按太渊穴（在腕掌侧横纹桡侧，桡动脉搏动处，

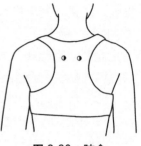

图8-30　肺俞

图8-32），顺时针、逆时针方向按揉各15次，左右交替进行；用两拇指指腹紧按风池穴，其他各指分别放于头顶部，顺时针、逆时针方向各按摩15次，待局部酸、胀、热明显并向下、内方发散后用手掌在颈项部左右按摩15次。

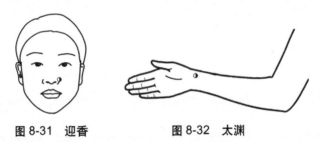

图8-31　迎香　　　　　　图8-32　太渊

（二）穴位贴敷

取细辛、莘荽、丁香、延胡索各10g，研磨成药粉，取新鲜生姜汁调和制成药饼，敷于肺俞、丰隆（在小腿前外侧，外踝尖上8寸，条口穴外，胫骨前缘外2横指处，图8-33）、足三里、关元穴。注意观察局部皮肤，避免充血发红甚至起疱等不良反应。

（三）传统运动疗法

可选太极拳配合呼吸吐纳；站式八段锦，如果患者比较虚弱可选择坐式八段锦。

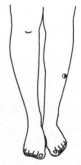

图8-33　丰隆

第9章
截瘫康复

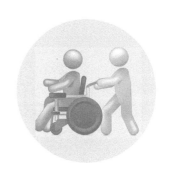

一、定义

截瘫是指椎管内神经组织损伤后，导致脊髓胸段、腰段或骶段（不包括颈段）运动和（或）感觉功能的减退或丧失。

二、简易功能评定

（一）平衡能力评定

该测试适合于能采取长腿坐位的截瘫患者。障碍等级：差，0～1分；尚可，2分；良好，3～4分；优秀，5分。

0分：不能坐位。

1分：极短时间内可以坐位，但不能保持。

2分：可坐位，但手不能上抬且不能抵抗外力。

3分：上肢前方上举时可保持平衡，但不能抵抗外力。

4分：轻推可保持平衡，不能抵抗较大的外力。

5分：能对抗各个方向的用力推并保持平衡。

（二）日常生活活动能力评定

见第1章康复训练指导日常生活活动能力评定部分。

（三）呼吸功能评定

见第8章心肺功能障碍的评估，主要用于高位截瘫患者或长期卧床的截瘫患者。

三、康复训练指导

（一）肢体功能训练

1. 关节活动度维持训练　适用于日常生活重度依赖、长期卧床的截瘫患者。

（1）髋关节：①屈曲。照护者一手托住患者小腿，另一手托住足跟，双手将患者大腿向上弯曲，使大腿前部尽量接近患者腹部（图9-1）；②外展。照护者一手放在患者膝关节下方，另一手握住踝关节上方，将下肢向外运动（图9-2）。

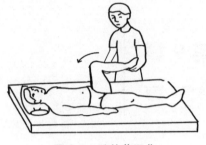

图 9-1　髋关节屈曲

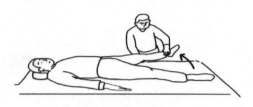

图 9-2　髋关节外展

（2）踝关节：照护者一手固定踝关节上方，另一手握住患者的足跟，前臂贴住足掌及外侧，用力向上方拉动（图 9-3）。

注意事项：患者取仰卧位，被动活动时需固定关节的近端，被动活动远端；动作要缓慢、平稳，不得使用粗暴、强力、快速的手法，患者以无疼痛为准；各个方向活动 3～5 次，1～2 组 / 日。

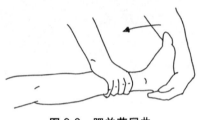

图 9-3　踝关节屈曲

2. 肌力训练　参照以下规则进行肌力强化训练。

（1）肌力为 0 级或 1 级，采用电刺激疗法等。

（2）肌力 2 级，可借助滑轮悬吊等进行助力运动训练。

（3）肌力 3 级，采用主动运动训练。

（4）肌力 4 级，采用徒手或器械的抗阻训练，可借助弹力带、沙袋、下肢康复功率踏车等。

（5）肌力正常、耐力较差者，采用小强度、多重复、长时间的耐力训练，遵循循序渐进原则。

3. 翻身训练　取仰卧位，双上肢上举，用力向左右甩数次，利用惯性向一侧翻身。

4. 坐起训练　取仰卧位，一手拉住绑在床尾的带子，另一手撑床，抬起上半身，支撑身体坐起。

5. 坐位平衡训练　双腿伸直，双手慢慢向上抬起，保持身体平衡，然后放下，反复进行抬放活动，10 次 / 组，3～4 组 / 日，并逐渐延长抬起的时间；待前方抬手能保持平衡后，可练习侧方抬手保持平衡，具体方法、频次同上。

6. 支撑减压与移动训练

（1）支撑训练：床上坐位，双腿伸直，双臂用力将身体撑起，使臀部离开床面。

（2）移动训练：床上坐位，双腿伸直。①前方：患者将双手放在身后支撑床面，臀部抬离床面并向前移动；②侧方：患者双手放在身体两侧支撑床面，臀部抬离床面向左或向右移动。

7.站立训练

（1）辅助站立：患者双手扶床边，双足着地，坐于床边；照护者坐于患者对面，患者双手抱住照护者的肩膀，照护者的膝盖抵住患者的膝盖，照护者双手控制患者臀部，伸髋、伸膝，并将患者臀部往自己身体方向牵拉，同时患者双手用力即可站立。

（2）独自站立：患者下肢佩戴矫形器。①双拐站立：轮椅刹闸，身体前倾，用力支撑双腋拐站起；②扶栏杆站立：双手握持栏杆，用力挺胸站直；③助行器站起：双手紧握助行器扶手，躯干前倾，双上肢用力撑起身体，躯干伸展，双足支撑体重站起。

以上站立动作完成后，站立时间根据患者的自身情况而定，逐渐递增，如有头晕、恶心等不适，可坐下休息片刻后重新进行，以便患者逐步适应。

8.立位平衡训练

（1）左右移动重心。

（2）前后移动重心。

（3）交替侧抬、上抬腋拐。

（4）将双腋拐抬起放至身前。

（5）将双腋拐放至身后。

（6）上提一侧下肢。

（7）一侧下肢向前迈步、向后撤步。

（二）呼吸功能训练

见第 8 章心肺功能障碍康复。

（三）辅助步行器具的选择与使用

1.腋拐的选择与使用

（1）腋拐高度：将腋拐放在腋下，与腋窝保持 3 ～ 4cm 的距离或身高减去 41cm；两侧腋拐支脚垫分别置于足尖的前方和外侧方直角距离各 15cm 处；肘关节屈曲约 30°，把手部位与股骨大转子平齐。

（2）腋拐使用技术：蹭步、摆至步、摆过步一般用于双下肢完全性瘫痪的截瘫患者穿戴支具后的短距离步行，而两点步、四点步则常用于双下肢不完全性瘫痪的截瘫患者步行。

1）蹭步：将双腋拐放至身体前方，躯干前倾，由腋拐支撑体重；将双足同时向前拖动一小步（图 9-4）。

2）摆至步：将双腋拐同时放至身体前方；躯干前倾，由腋拐支撑体重；将双足同时向前摆出一小步，双足落至腋拐处（图9-5）。

3）摆过步：将双腋拐同时放至身体前方；躯干前倾，由腋拐支撑体重；将双足同时向前摆出一大步，双足超过腋拐，落于腋拐前方（图9-6）。

4）四点步：按照以下顺序行走：一侧拐→对侧下肢→另一侧拐→另一侧下肢（图9-7）。

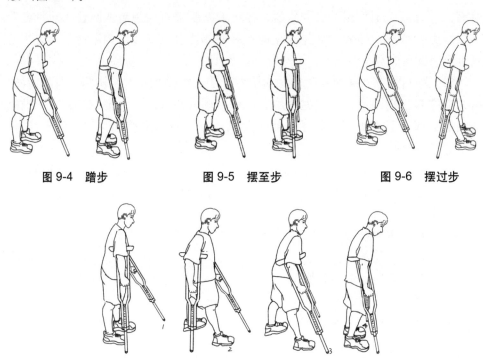

图 9-4　蹭步　　　　　图 9-5　摆至步　　　　　图 9-6　摆过步

图 9-7　四点步

5）两点步：将一侧拐和对侧下肢一起向前一步；再将另一侧拐和下肢向前一步（图9-8）。

（3）上、下楼梯：适用于上肢力量较强，且家庭环境等需要上、下楼梯的截瘫患者。以上楼梯动作为例（下阶梯动作与之相反），面对楼梯，一手扶扶手，另一手挂拐；躯干前屈抬臀，双腿向前摆动，将双足放至上一级台阶上。

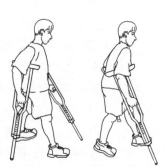

图 9-8　两点步

2. 助行器的选择与使用　助行器适用于立位平衡较差的截瘫患者短距离步行，把手的高度通常与股骨大转子平齐。

助行器步行技术：

（1）迈步行走：将助行器的一侧向前，然后迈出对侧下肢；将助行器另一侧向前，然后迈出另一侧下肢（图 9-9）。

（2）摆步行走：将助行器抬起，放至身体前方一步左右处，用支撑动作将身体撑起，双下肢一起向前摆出一小步，双足落地站稳（图 9-10）。

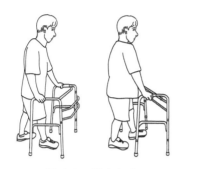

图 9-9　迈步行走

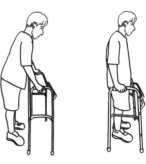

图 9-10　摆步行走

（四）轮椅的选择与使用

1.轮椅的选择　截瘫患者的轮椅一般分为手动轮椅和电动轮椅两种。手动轮椅需要患者学习操作技能；电动轮椅患者可独立操作，无须外人辅助，一般有普通电动轮椅、电动站立轮椅和电动智能多功能电动轮椅等类别。电动站立轮椅是一种站、坐两用轮椅，截瘫患者可进行站立训练；电动智能多功能电动轮椅可以辅助移动，还可以进行日常站立训练、蹲起训练等。

手动轮椅一般需要具备以下功能，以便能够满足其独立自主生活、移动出行的需求：①扶手可上掀，脚踏可转动、拆卸，方便使用者上、下车移动；②重量足够轻便，方便携带；③靠背最好能根据截瘫患者的病情选择（如高位截瘫高靠背）；④减震性和通过性好，使用充气后轮胎；⑤可折叠，方便携带。除此之外，轮椅选择时还需要考虑高度、宽度等参数，具体如下。

（1）座位高度：座位至地面之间的距离。测量坐下时足跟（或鞋跟）至腘窝的距离再加 4cm，一般为 45 ～ 50cm（图 9-11）。

（2）座位宽度：测量患者坐位时，两腿并拢臀部最宽处的距离再加 5cm，一般为 40 ～ 46cm（图 9-12）。

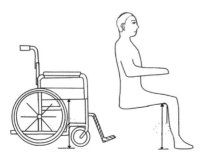

图 9-11　座位高度

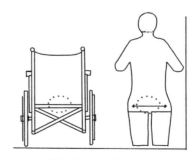

图 9-12　座位宽度

（3）座位深度：舒适正确坐姿，腰骶部紧贴靠背时，测量臀部向后最突出处至小腿腓肠肌间的水平距离再减5cm，一般为41～43cm（图9-13）。

（4）靠背高度：低靠背的高度通常测量座椅面至腋窝的实际距离再减去10cm。高靠背的高度是测量座椅面至肩部或后枕部的实际高度。靠背越高，越稳定，靠背越低，上身及上肢的活动范围就越大（图9-14）。

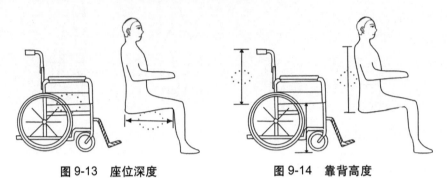

图 9-13　座位深度　　　　　图 9-14　靠背高度

（5）扶手高度：扶手合适的高度为肩部放松的状态下，肘屈曲90°时肘下缘至座椅面的距离再加2.5cm，一般为22.5～25cm。有坐垫者还应加上坐垫高度（图9-15）。

（6）脚踏板高度：脚踏板与地面的高度至少保持5cm的距离。最为合适的是足放在脚踏板上时，大腿与座位前缘之间有2.5cm左右的空隙。

（7）手推把高度：应与照护者的脐平齐。

2.轮椅操作技术

（1）轮椅坐姿：患者坐在轮椅上时头颈及脊柱须伸直，髋骨及足尖正对前方，足跟能够接触到脚踏板（图9-16）。

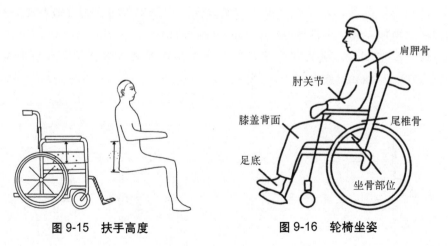

图 9-15　扶手高度　　　　　图 9-16　轮椅坐姿

（2）手握轮椅手轮圈的姿势：患者用拇指和大鱼际的部位压扶在手轮圈的正上方，示指、中指和环指在手轮圈铁管的下方，小指辅助在旁边，虚扶在铁圈上，接触轮椅用力的部位是拇指、大鱼际、示指、中指和环指，肘关节不要向外展过大。

（3）制动器（闸）的使用：轮椅大轮前方的制动装置（俗称"闸"）主要是在做上、下轮椅或其他转移动作时，或上、下坡道时使用，防止轮椅滑动。如轮椅停在某处时，应拉紧轮圈，肘稍微屈曲刹车，手腕内侧部位夹紧轮胎的外侧；驱动轮椅需要急停，手握在手轮圈的 10 点钟位，躯干配合后伸停住。

（4）驱动轮椅（图 9-17）

1）轮椅前进：双手放于两侧手轮圈后方→身体微微前倾→用力向前推动手轮圈前进。

2）轮椅后退：双手放于两侧手轮圈前方→用力向后推动手轮圈后退。

3）轮椅转弯：以右侧转弯为例，右手固定在右侧手轮圈上保持不动→左手在左侧手轮圈后方向前向右转动→完成右转弯，反之为左转弯。

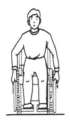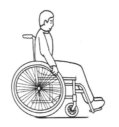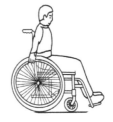

图 9-17　驱动轮椅

（5）轮椅减压（图 9-18）：减压是防止压疮的重要方法，一般包括原地减压和侧方减压等方式。通常坐轮椅 20～30 分钟截瘫患者应该减压 1 次。

1）原地减压：患者双手放于扶手上→双上肢的力量撑起上身→臀部悬空保持 15 秒进行减压。

2）侧方减压：患者双手扶在一侧扶手上，身体重心移向该侧→抬起另一侧臀部保持 15 秒→交替让两侧臀部抬起减压。

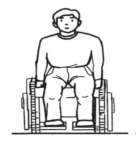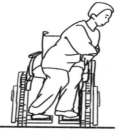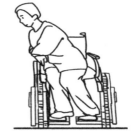

图 9-18　轮椅减压

（6）床到轮椅的垂直转移：照护者将轮椅脚踏移开→推至与床成直角→关闭手刹→患者臀部移至床边背向轮椅→双手把双足盘起向前移→移至床的对侧→双手放在轮椅扶手两侧→撑起上身→使臀部向后坐于轮椅内→打开手刹→将轮椅移至足跟到床沿→关闭手刹→移回脚踏板→将双腿抱起放于脚踏板上→自我调节好重心→系好安全带（图9-19）。

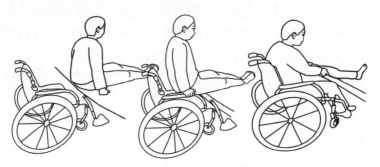

图9-19　床到轮椅的垂直转移

（7）床到轮椅的侧方位转移：将身体移至床边上→放下床档防护板→轮椅与床平行靠近→关闭手刹→拉开靠床侧扶手→一手放于椅面、另一手放于床面→用双上肢的力量撑起上身将臀部移向椅面→将双腿抱起放于脚踏板上→系好安全带→放好扶手→调整身体重心位置（图9-20）。

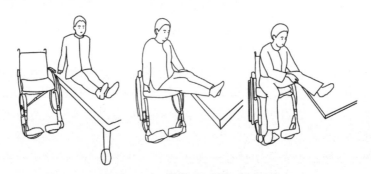

图9-20　床到轮椅的侧方位转移

（8）轮椅到床的垂直转移：动作步骤与床到轮椅的垂直转移相反。

（9）轮椅到床的侧方位转移：动作步骤与床到轮椅的侧方位转移相反。

（10）抬前轮技术：抬前轮技术是指将轮椅的前轮离地，用后轮保持平衡，适用于青壮年截瘫患者使用轮椅过障碍或下坡等。一般先由他人辅助练习，再进行独自练习。

1）他人辅助练习：系好安全带，抬起防翻杆→照护者站在轮椅后面，用一只脚踩防翻杆，双手向下压推把，使轮椅向后倾斜→患者的手在手轮圈上前后移动直到找到一个平衡点，照护者几乎不使力，患者就可以很轻松的自己保持轮椅平衡→保持在这个平衡点上，照护者可以稍微离开轮椅，在旁边保护（图 9-21）。

2）独自练习：首先双手放在手轮圈的正上方→向前推到刹车附近→向后拉直到轮轴的后方→然后快速向前推，低头弓背，后背顶住轮椅靠背，利用上身重心，找到翘轮的平衡点。注意事项：①向后拉和向前推的两个动作之间不能有停顿；②当轮椅小脚轮向下落时患者向前推动手轮圈，当身体向后倾倒时，应向后驱动手轮圈，维持轮椅的翘轮平衡；③开始练习时必须要有人在后方保护，防止轮椅后翻；④如果轮椅倒了，一定要记得把头低向胸前，这样可以防止头碰到地上，用手臂挡住脸，防止膝盖碰伤脸（图 9-22）。

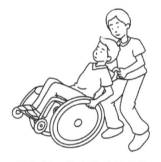
图 9-21　他人辅助抬前轮

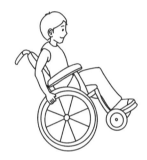
图 9-22　独自抬前轮

（11）抬前轮向前行走技术：该技术应用于上台阶、过沟和只用两个大轮下坡、下台阶的训练中的一个练习过程。方法是患者将轮椅的前轮抬起，保持好平衡后，身体重心向前移，轮椅的前轮就会向地面落下，手握住手轮圈向前推动，身体重心就会后移回到稳定状态，接着身体重心再向前移，手握住手轮圈再向前推动，形成抬前脚轮连续向前行走的动作。需要注意的是身体的起伏不要过大，不要等前轮快要落地时，才猛地向前用力推动手轮圈使身体又向后仰，这样会造成不稳定，容易向后方翻倒。

（12）上、下斜坡

1）上斜坡时，患者双手抓握手轮圈快速往复地向前推动，同时身体保持向前倾，以防止轮椅后翻（图 9-23）。

2）下斜坡时，当斜坡角度不是很大时，患者需要肩和头向后仰（重心向后移），两手轻握住手轮圈，给手轮圈均匀地施加一些阻力，使轮椅向下行走的速度降低，并匀速地向下滑落。当斜坡角度较大时，患者需要采用抬前轮向前行走技术，缓慢向下移动（图 9-24）。

（13）上、下台阶

1）独自上台阶：先将前轮放到台阶上，然后身体向前倾，双手用力向前推动后轮，适用于台阶高度低于 10cm 一阶台阶（图 9-25）。

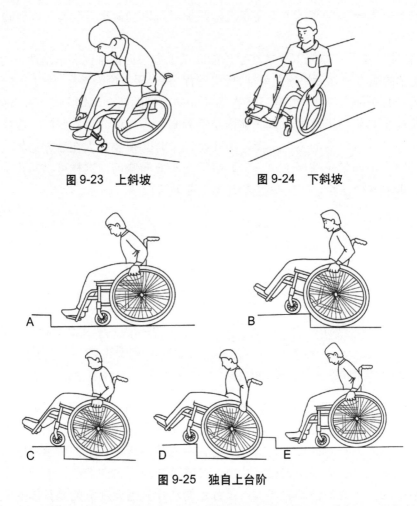

图 9-23　上斜坡　　　　　　　　图 9-24　下斜坡

图 9-25　独自上台阶

2）独自下台阶：翘起前轮，双手控制好后轮的平衡下台阶，或背向台阶，双手控制手轮圈，缓慢下台阶，上述动作适用于台阶高度低于 10cm 的一阶台阶（图 9-26）。

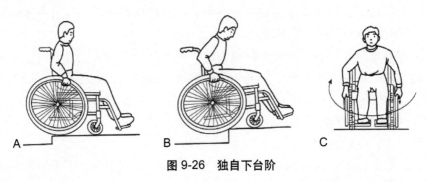

图 9-26　独自下台阶

3）辅助正面上台阶：轮椅面向台阶放好→照护者一只脚踩住防翻杆或者向下压推把使轮椅向后倾斜→把前轮放到台阶上→扶住推把，膝盖顶住轮椅，用腿部力量把轮椅推到台阶上。

4）辅助背面下台阶：轮椅背对台阶放好→照护者用膝盖顶住轮椅靠背→缓慢的把轮椅后轮放到台阶下。注意要用腿部力量控制下降速度，一只脚踩防翻杆或仅用手向下压推把，使轮椅向后倾斜，把前轮放下台阶。

（14）安全跌倒技术：①轮椅中安全向后跌倒，包括扭转头部抓住轮子，保证轮椅倒地时推把着地，患者不易受伤；②轮椅要倒地时，扭转头部和用手迅速抓住一侧轮子，另一只手快速跨越中线抓住对侧扶手或坐垫，抓扶手或坐垫的这侧上肢即可挡住大腿坠落，防止膝关节撞击面部（图 9-27）。

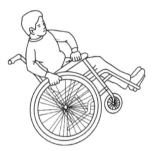

（15）跌倒后恢复坐位技术：开始时臀部坐在坐垫上→双手抓住坐垫边缘→通过拉轮椅前部提起躯干→手放在地板上→抓住对侧轮子→轮椅向后拉，支撑臀部向上向前推使轮椅朝直立位转动→手一点一点向前移动→恢复直立位（图 9-28）。

图 9-27　安全跌倒

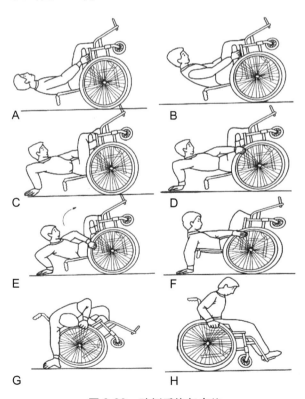

A　B　C　D　E　F　G　H

图 9-28　跌倒后恢复坐位

（五）合并症预防

1. 泌尿系统并发症　常见的有泌尿系统感染、尿潴留、肾积水、泌尿系统结石等预防措施。

（1）适量饮水，保持每日 2L 左右。

（2）如果间歇导尿，要制订规范的饮水计划（表 9-1），严格按时导尿（一般两次导尿之间能自行排尿 100ml 以上，残余尿量 300ml 以下时，每 6 小时导尿一次；两次导尿之间能自行排尿 200ml 以上，残余尿量 200ml 以下时，每 8 小时导尿一次；当残余尿量少于 100ml 或低于膀胱容量的 20% 时，可停止导尿）。

（3）造瘘或留置导尿管，要清洁并保持导尿管通畅。

2. 压疮　截瘫患者压疮好发于臀、髋、足踝等部位。

预防措施：

（1）坐轮椅时按时减压，每 20 ~ 30 分钟 1 次；在床上时勤翻身，可选择海绵垫、充气垫或均压垫。

（2）饮食重点保证高蛋白、高热量、富含膳食纤维及维生素的食物的摄入。

（3）保持皮肤、床单等的清洁和干燥。

3. 直立性低血压　直立性低血压在颈椎、胸椎高位损伤的患者中发生率较高。

预防措施：

（1）合理饮食，避免过饥或过饱。

（2）变换体位时，如起床、如厕、站立时应缓慢变换体位，动作切忌过猛、过快。

（3）要了解自己所服用的药物是否容易引起直立性低血压。

（4）可穿戴腹带、弹力袜等来减少直立性低血压的发生。

（5）作息规律，保证充足睡眠。

表 9-1　饮水计划表（参考）

项目	内容
早餐	300 ~ 400ml 水分、流食或粥类
早餐后 - 午餐前	200 ~ 250ml 水分、流食
午餐	300 ~ 400ml 水分、流食或粥类
午餐后 - 晚餐前	200 ~ 250ml 水分、流食
晚餐	300 ~ 400ml 水分、流食或粥类
20 时前	200 ~ 250ml 水分（如进食水果或汤类，则减少饮水量）

备注：1 碗（普通碗 7 成满）粥含水量约 200ml
1 碗（普通碗 7 成满）麦片含水量约 150ml
1 碗（普通碗 7 成满）米饭含水量约 100ml

4. 下肢深静脉血栓预防措施

（1）下肢气压循环治疗，每日 1 次，每次 20 分钟。

（2）坚持站立训练、肢体的被动活动训练，每日 1 次，每次 20 ～ 30 分钟。

（3）穿戴梯度压力弹力袜，卧床休息时下肢稍抬高。

（4）积极治疗可能引发血栓的疾病，如高血压、高血脂、高血糖、肺源性心脏病及感染等。

（5）在医师指导下服用预防性抗凝药物。

5. 肌肉萎缩、关节挛缩预防措施

（1）下肢神经肌肉电刺激、肌电生物反馈等物理治疗，每日 1 次，每次 20 分钟。

（2）下肢主动或被动训练，每日 1 ～ 2 次，每次 20 ～ 30 分钟。

6. 骨质疏松预防措施

（1）多进行被动或主动站立训练，减缓骨质流失。

（2）遵医嘱服用预防性药物。

（3）定期检查骨密度，积极防治骨质疏松。

（4）多摄入富含钙质的食物，多晒太阳。

7. 异位骨化　异位骨化可能与不合理的关节活动有关，一般好发于髋关节，其次为膝、肩、肘关节及脊柱。

预防措施：

（1）活动关节时避免快速暴力，动作应轻柔，避免关节和软组织牵拉伤。

（2）早期关节疼痛可采取局部冷敷，减轻局部炎症。

8. 疼痛　脊髓损伤后中枢性疼痛，常表现为损伤平面以下呈扩散性的感觉异常性疼痛，表现为烧灼痛、针刺痛、麻木或跳动痛，一般为自发性，多与情绪改变有关。预防措施可以采用物理因子 TENS 治疗，合理应用非甾体类药物、抗抑郁药及心理治疗等。

四、传统康复

（一）艾灸疗法

对脊髓损伤造成的神经源性膀胱、神经源性肠，可将艾灸做成小段点燃放入灸箱中，放置在腹部（如气海、关元、中极、天枢）、腰骶部 [如命门、腰阳关（在腰部，当后正中线上，第 4 腰椎棘突下凹陷中，图 9-29）、下肢（如足三里、上巨虚（在小腿前外侧，犊鼻下 6 寸，距胫骨前缘 1 横指处，图 9-30 上巨虚）、太溪（内踝尖与跟腱之间的凹陷处，图 9-31 太溪）] 的穴位上进行熏灸。

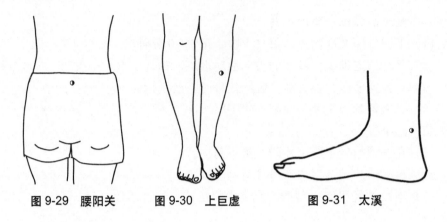

图 9-29　腰阳关　　　图 9-30　上巨虚　　　图 9-31　太溪

（二）推拿疗法

推拿可以促进经络气血运行，降低肌张力，改善肢体功能，加快肢体功能的康复，同时也可预防并发症的发生，具体操作如下：推拿背部时，首先从上至下揉按患者脊背部，动作轻柔缓慢；再点揉背部的穴位如大椎、命门、肺俞、肾俞等；最后采用擦法，从下至上以掌根按摩背脊部。推拿四肢时，针对肢体僵硬的硬瘫患者，采用提捏、点按、摇法等手法按摩肢体肌肉；针对肢体软弱无力的软瘫时点按肢体肌肉同时配合四肢关节摇法。

第10章
骨质疏松症康复

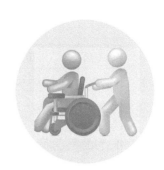

一、定义

骨质疏松症是一种以骨量减低、骨组织微结构损坏，导致骨脆性增加、易发生骨折为特征的全身性骨病。

二、简易功能评定

（一）自我评定

1. 骨质疏松自我筛查工具　适用于绝经后妇女。

计算公式为：风险指数 =[体重（kg）－ 年龄（岁）] × 0.2，骨质疏松风险等级：低风险，风险指数 ＞－ 1，说明发生骨质疏松的风险较低；中风险，风险指数在 － 4 ～－ 1，建议到医院咨询并进行预防干预；高风险，风险指数 ＜－ 4，应及时就医治疗。

2. 骨质疏松症风险 1 分钟测试题　该测试题共 19 道问答题，部分问题分男女回答，任一问题回答"是"，评估结果则为"阳性"。值得注意的是，即使所有问题都回答"是"，也并不意味着确诊了骨质疏松症。这只是初步筛查出可能有骨质疏松风险的人群，并不能作为诊断骨质疏松症的依据（表 10-1）。

表 10-1　骨质疏松症风险 1 分钟测试题

项目	编号	问题	回答
不可控因素	1	父母曾被诊断有骨质疏松或曾在轻摔后骨折	□是　□否
	2	父母中一人有驼背	□是　□否
	3	实际年龄超过 40 岁	□是　□否
	4	是否成年后因为轻摔后发生骨折	□是　□否
	5	是否经常跌倒（去年超过 1 次），或因为身体较虚弱而担心跌倒	□是　□否
	6	40 岁后的身高是否减少超过 3cm	□是　□否

续表

项目	编号	问题	回答
	7	是否体质量过轻（BMI ＜ 19kg/m²）	□是 □否
	8	是否曾服用类固醇激素（例如可的松、泼尼松）连续超过 3 个月（可的松通常用于治疗哮喘、类风湿关节炎和某些炎症性疾病）	□是 □否
	9	是否患有类风湿关节炎	□是 □否
	10	是否被诊断出有甲状腺功能亢进症或甲状旁腺功能亢进症、1 型糖尿病、克罗恩病或乳糜泻等胃肠疾病或营养不良	□是 □否
	11	女士回答：是否在 45 岁或以前就停经	□是 □否
	12	女士回答：除了妊娠、绝经或子宫切除外，是否曾停经超过 12 个月	□是 □否
	13	女士回答：是否在 50 岁前切除卵巢，又没有服用雌 / 孕激素补充剂	□是 □否
	14	男性回答：是否出现过阳痿、性欲减退或其他雄激素过低的相关症状	□是 □否
可控因素	15	是否经常大量饮酒（每天饮用超过 2U 酒精，相当于啤酒 1 斤、葡萄酒 3 两或烈性酒 1 两）	□是 □否
	16	目前习惯吸烟，或曾经吸烟	□是 □否
	17	每天运动时间少于 30 分钟（包括做家务、走路和跑步等）	□是 □否
	18	是否不能食用乳制品，有没有服用钙片	□是 □否
	19	每天从事户外活动时间是否少于 10 分钟，又没有服用维生素 D	□是 □否
结果判断	20	上述问题，只要其中有一题回答结果为"是"，即为阳性，提示存在骨质疏松症的风险，并建议进行骨密度检查或骨折风险评估工具评估	

（二）骨密度测定

骨密度测定是诊断骨质疏松症的一个重要检查方法，其中双能 X 线骨密度测定是目前世界卫生组织公认的用于诊断骨质疏松症的金标准。

骨密度测定常用于下列情况：①女性 60 岁以上，男性 65 岁以上，无其他骨质疏松的危险因素；②女性 60 岁以上，男性 65 岁以上，有一个或多个骨质疏松的危险因素；③有脆性骨折史或脆性骨折家族史的男女成年人；④各种原因引起的性激素水平低下的男女成年人；⑤X 线片已有骨质疏松改变者；⑥接受骨质疏松治疗进行疗效监测者；⑦长期使用类固醇药物者；⑧患有甲状腺疾病、类风湿关节炎等骨质疾病者。

双能 X 线骨密度测定检查部位通常选择第 1～4 腰椎或股骨颈。检测报告包含 T 值、Z 值和图表 3 个指标。T 值是用于诊断骨质疏松的指标；Z 值则用于检查者与同龄人的骨密度的比较；图表用于直观显示骨密度值所处位置。

绝经后女性及 50 岁以上男性，通过 T 值可以了解骨密度情况，见表 10-2。

表 10-2　骨密度 T 值对照表

T 值	分类
≥－1.0	正常
－1.0～－2.5	骨量减少
≤－2.5	骨质疏松症
≤－2.5，同时伴有一个以上部位骨折	严重骨质疏松症

对于 T 值介于－1.0～－2.5 的人群通常需要在日常生活中采取一些措施来预防骨丢失，如进食富含钙和维生素 D 的食物，适量锻炼，必要时可采用药物治疗；而对于 T 值<－2.5 或更低者，必须进行抗骨质疏松治疗。

三、康复训练指导

（一）力量及平衡训练

1. 家中力量训练　每个动作做 2～3 组，每组 10～20 次。

（1）勾足抬腿：坐在凳子上或床边练习，抬腿并用力勾足尖，可明显感觉大腿肌肉紧张，保持 5 秒，放松 2 秒，换另一侧重复进行，以锻炼股四头肌力量，增强膝盖稳定性（图 10-1）。

（2）绷腿：在膝关节伸直的时候（坐或仰卧位），绷紧大腿前方肌肉，将膝盖往下压紧床面，保持 5 秒，然后放松 2 秒，反复进行，以锻炼股四头肌力量。

（3）足跟足尖抬起：垂直站在稳定性良好的椅子后方，两足分开，与肩同宽，双手扶住椅背，分

图 10-1　勾足抬腿

别踮起足跟和足尖，动作保持 5 秒，缓慢放下，熟练后可尽量不依靠椅子训练，以锻炼小腿肌肉及足踝力量（图 10-2）。

（4）靠墙静蹲：双足离墙壁约一足的距离，肩膀、背部、臀部及双手贴墙，内收下颌和小腹，身体慢慢往下滑动，达到蹲马步的姿势（屈膝角度不得大于 90°），维持 5～10 秒，然后缓慢站直，每次之间休息 10～20 秒，以锻炼大

腿肌肉力量（图 10-3）。

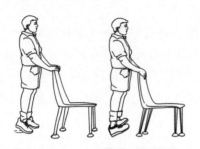

图 10-2　足跟足尖抬起

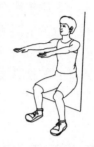

图 10-3　靠墙静蹲

（5）上肢力量练习：手持重物，如小哑铃、装满水的矿泉水瓶等，进行向上推举，根据自身身体状况选择重量练习。

（6）五点支撑：平躺屈膝向上挺腰，臀部抬高保持 10 秒，缓慢放下来，每次之间休息 5～10 秒，主要锻炼腰背部肌肉力量（图 10-4）。

（7）简易脚踏车训练：简易脚踏车可用于四肢活动锻炼和康复，可增强上下肢肌力、增加关节活动度，增强手脚灵活性（图 10-5）。

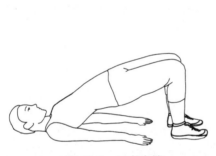

图 10-4　五点支撑

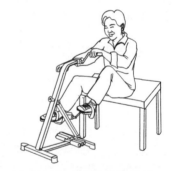

图 10-5　简易脚踏车训练

2. 室外常用器械力量训练　每个动作做 2～3 组，每组 10～20 次。

（1）蹬力机（图 10-6）训练：在座椅板上坐稳，双足抬起蹬住踏板，腰背靠紧座椅靠板，上身挺直，双腿蹬动踏板，循环往复进行双腿屈伸练习，增强腰部、腿部肌肉力量。

注意事项：背要贴紧靠背，身体保持正直，起时不能过猛，注意膝关节与足尖保持相同方向，伸腿时勿用力过猛，否则容易磨损膝关节和髌骨关节。

（2）健骑机（图 10-7）训练：双手向后拉扶手、双足向前蹬脚蹬，同时将整个身体尽可能向后伸展，然后恢复到初始位置，增强心肺功能，提高上肢、腰部、腹部、背部肌肉力量和四肢协调能力。

注意事项：此方法适合经常伏案、颈肌和腰肌都有劳损的老年人，患有椎间盘突出者，不建议使用这类器械，否则运动不当会加剧腰椎间盘突出的症状。

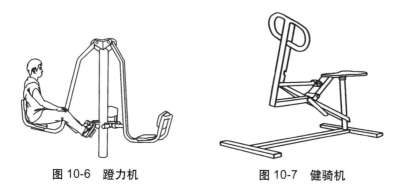

图 10-6　蹬力机　　　　　　　　　　图 10-7　健骑机

（3）太空漫步机（图 10-8）训练：抓紧扶手，脚踏在左、右踏板上，两足交替进行漫步式的前后摆动，以正常走路的步幅进行中速运动，主要锻炼腿、腰、腹部肌肉力量、下肢灵活性及心肺功能。

注意事项：动作幅度不宜过大，双腿大幅度前后劈开，容易引起损伤，另外避免双腿同时前后大幅度悠荡，以免跌伤。

（4）扭腰机（图 10-9）训练：双手握紧手柄，双足平衡站在圆形踏板上，腰部发力带动下肢左右扭转，锻炼腰腹力量、灵活性及下肢负重练习。

注意事项：不可用力过大，扭腰时不要扭到底，注意腰背保持正直。

（5）上肢牵引器（图 10-10）训练：双手握住两个把手，双臂上下摆动，做肢体牵引，锻炼肩、手腕、手臂部肌肉，提高上肢灵活性，增强肩关节周围肌肉与韧带的柔韧性。

注意事项：抓握能力较差的老年人不要进行该项运动，因臂力不足容易打滑拉伤手臂肌肉，还容易造成摔伤。

（6）太极拳：坚持打太极拳可以增强骨密度，提高平衡力，改善肌肉力量，缓解抑郁焦虑情绪。

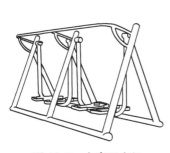 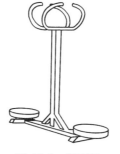 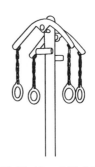

图 10-8　太空漫步机　　　　图 10-9　扭腰机　　　　图 10-10　上肢牵引器

3. 平衡训练

（1）半足距站立：一只足的足尖对着另外一只足，足掌的中间部位双足并拢，前后足平行，上肢挺直站立保持 5 ～ 10 秒（图 10-11）。

（2）全足距站立：该动作在动作一能完成后进行。一只足的足尖对准另外一只足的足跟，两足在同一直线上，然后保持站立 5 ～ 10 秒（图 10-12）。

（3）并足站立：该动作在动作（2）能完成后进行。立正姿势，双足并拢，然后双足靠紧目视前方，身体站直，保持 5 ～ 10 秒（图 10-13）。

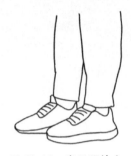
图 10-11　半足距站立

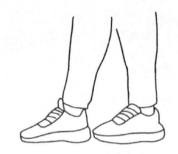
图 10-12　全足距站立

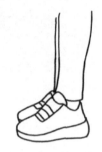
图 10-13　并足站立

（4）单足平衡：该动作在动作（3）能完成后进行。单足垂直站在稳定性良好的固定物（如椅子）后，双手扶住椅背，保持一侧下肢屈膝，待平衡感稍好后适度减轻上肢辅助程度。每次保持该动作 20 ～ 30 秒，完成次可数次完成（图 10-14）。

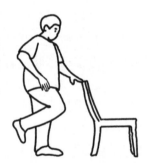
图 10-14　单足平衡

（二）骨质疏松症的预防

1. 合理饮食

（1）保证蔬菜、水果的摄入。

（2）优先选择鱼和鸡鸭等禽类补充蛋白质。

（3）足量饮水：每天 7 ～ 8 杯（1.5 ～ 1.7L），提倡饮用白开水和淡茶水，不喝或少喝含糖饮料、咖啡及碳酸饮料。

（4）少油少盐。

（5）戒烟限酒。

（6）少食用烟熏和腌制肉制品。

2. 补充钙和维生素 D

（1）建议每天至少饮用 300ml 牛奶外加深绿叶蔬菜。如果食物钙摄入不足，可以补充元素钙制剂，口服含 500 ～ 600mg 元素钙的钙剂，不可补钙过量，否则有可能增加泌尿系结石和血管钙化的风险。

（2）建议每天接受充分的阳光照射，接受阳光照射时要求四肢暴露、不使用防晒霜、不隔玻璃、不打伞，时间最好选择在上午 10 时至下午 2 时，照射时间为 5 ～ 10 分钟，每周 2 ～ 3 次，老年人和皮肤颜色较深的个体需稍微延长阳光照射时间。

3. **适量运动** 科学的运动对老年人或骨质疏松症的患者至关重要。为此我们特地为骨质疏松高风险人群制订了"运动处方"作为参考，见表 10-3 ～ 表 10-5。其中，"高风险"人群是指存在骨质疏松症（T 值≤ - 2.5），有过骨折史和（或）存在骨折多项风险因素的人群。值得注意的是年老体弱的骨质疏松症患者，一定要根据自身身体状况和场地条件选择合适的运动方式和强度，避免引发骨折等运动损伤。

表 10-3 有氧运动运动处方

运动方式：步行、跳舞（社交舞）、健骨操、慢跑、有氧健身操、骑功率自行车等
运动时间：每次 30 ～ 60 分钟，每日 1 次
运动频率：每周 3 ～ 5 次
运动强度：中等强度（40% ～ 59% 最大心率或运动时可讲话）
总运动量：每周 150 ～ 300 分钟

表 10-4 力量训练运动处方

运动方式：可选择本章的力量训练方式或选择弹力带、哑铃训练等
运动时间：每次 30 ～ 45 分钟
运动频率：每个动作做 2 ～ 3 组，每组 10 ～ 20 次
运动强度：中等强度（60% ～ 79% 最大心率或运动时讲话有些困难）
总运动量：每周至少 3 次，持续 1 年以上

表 10-5 平衡训练运动处方

运动方式：可选择本章的平衡训练方式或太极拳、八段锦等
运动时间：每次 10 ～ 20 分钟，每日 1 次
运动频率：每周 3 ～ 5 次
运动强度：下蹲不能过低、避免单腿负重站立同时进行下蹲和转身运动
总运动量：每周至少 3 次，持续 1 年以上

四、传统康复

（一）推拿疗法

患者取俯卧位，用按揉法在厥阴俞（在背部，当第 4 胸椎棘突下，旁开 1.5 寸，图 10-15）、肝俞、肾俞、脾俞、命门等穴位。每次约 5 分钟。用掌根横擦腰骶部，以局部皮肤发热为度。

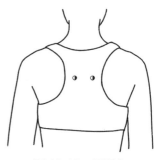

图 10-15 厥阴俞

（二）中药治疗

1.症见腰背酸痛，两膝酸软，畏寒肢冷，面浮，大便溏不成形，舌淡胖嫩，苔润，脉沉者。药用熟地黄 10g，附子（先煎 30 分钟）6g，肉桂 3g，山药 10g，山茱萸 10g，菟丝子 10g，鹿角胶 10g，枸杞子 10g，当归 10g，杜仲 10g 等；亦可选用右归丸、金匮肾气丸成药口服。

2.症见腰背酸痛，两膝酸软，心烦，手足心热，烘热，口干舌燥，舌红，少苔，脉细者，药用熟地黄 10g，山茱萸 10g，牡丹皮 10g，泽泻 10g，山药 10g，茯苓 10g 等。亦可选用六味地黄丸、左归丸成药口服。

3.症见腰背刺痛，两膝酸软疼痛，畏寒肢冷，耳鸣，舌淡紫，苔薄，脉弦者，药用熟地黄 10g，菟丝子 10g，杜仲 10g，枸杞子 10g，归尾 10g，山茱萸 10g，苁蓉 10g，没药 10g，独活 10g，红花 10g 等。

（三）传统运动疗法

可选太极拳配合呼吸吐纳加强核心稳定。

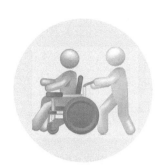

第 11 章
居家康复用药指导

一、脑梗死用药常识

（一）阿司匹林肠溶片

1. **使用方法**　常用剂量 100mg/ 次，1 次 / 日。

2. **适应证与禁忌证**

（1）适应证：缺血性脑卒中常用药之一，可长期服用，是最经典的抗血小板药物，防止血栓形成。

（2）禁忌证：患有脑出血、急性上消化道出血、急性消化性溃疡等疾病，禁止服用阿司匹林。

3. **注意事项**　服用期间出现出血（皮肤出血、鼻出血、牙龈出血、消化道出血等）、胃肠道反应（恶心、呕吐、腹部不适）、哮喘等，应立即停药，并到专业机构诊查。

（二）硫酸氢氯吡格雷片

1. **使用方法**　常用推荐剂量是 75mg/ 次，1 次 / 日。

2. **适应证与禁忌证**

（1）适应证：冠心病、脑梗死、心肌梗死等心脑血管疾病；该药和阿司匹林同属于抗血小板聚集药物，最终结果导向都是为了防止血栓形成，但两种药物的作用机制不一样，对于存在着阿司匹林抵抗及阿司匹林禁忌证或服用阿司匹林发生了过敏不耐受的患者，可以考虑用氯吡格雷来替代，单独使用氯吡格雷抗血小板聚集治疗时，可以长期服用。

（2）禁忌证：氯吡格雷过敏，出现严重肝损害、活动性病理出血（如消化性溃疡、颅内出血等）禁止服用。

3. **注意事项**　该药的副作用主要是出血（皮肤出血、鼻出血、牙龈出血、消化道出血等）、血小板减少等，在治疗过程中一旦出现皮下瘀斑、黑粪、尿血、鼻出血等情况，应立即停药，及时就医；在服用该药时可以联合使用雷贝拉唑，保护胃黏膜，减轻胃肠道损伤；若出现漏服的情况，应在漏服 12 小时以内，补服 1 片；超过了 12 小时，要等到下次规定时间服用常用剂量即可，不能超量服用。

（三）阿托伐他汀钙片

1. **使用方法**　该药常用剂量是 20mg/ 次，1 次 / 日。

2. **适应证与禁忌证**

（1）适应证：是降低血液胆固醇水平的常用药物，也可稳定血液斑块和预防卒中，主要适用于动脉斑块形成及缺血性脑卒中者。

（2）禁忌证：活动性肝脏疾病，可包括原因不明的肝脏天冬氨酸转氨酶和丙氨酸转氨酶持续升高；已知对本品中任何成分过敏；妊娠、哺乳期妇女禁用。

3. **注意事项**　该药有可能造成肝损伤，在用药过程中需要定期复查肝功能（一般 3 个月复查 1 次），如果出现肝功能损害，需要停药；该药亦有可能造成肌肉损伤，在服药期间需注意是否出现肌肉疼痛、乏力的症状，警惕横纹肌溶解症发生，如果出现上述症状，应及时停药并及时至医院就诊。对于存在缺血性心脑血管疾病的患者，如脑梗死、颈动脉不稳定、心绞痛、冠心病等患者，无论血脂是否是正常，如没有禁忌证，不建议停止服用阿托伐他汀，需长期服用；若是服用阿托伐他汀是为了单纯降血脂，血脂恢复正常后，可以试着停药，3 个月后复查，胆固醇在健康饮食、坚持运动等健康生活前提下，能保持正常，可以停药。

（四）丁苯酞软胶囊

1. **使用方法**　轻中度急性缺血性脑卒中患者常用剂量是 0.2g/ 次，3 ～ 4 次 / 日，10 ～ 12 日为 1 个疗程，具体疗程根据患者个体情况而定，临床治疗周期多为 1 ～ 3 个月；非痴呆型血管性认知障碍患者常用剂量是 0.2g/ 次，3 次 / 日，连续服用 24 周，宜餐前服用。

2. **适应证与禁忌证**

（1）适应证：具有较强的抗脑缺血作用，抑制神经细胞凋亡，可改善缺血性脑卒中患者认知和行为能力，主要适应人群为急性缺血性脑卒中、非痴呆型血管性认知障碍患者。

（2）禁忌证：对丁苯酞过敏、芹菜过敏、有严重出血倾向者禁用；肝、肾功能不全及有幻觉的精神症状者慎用。

3. **注意事项**　用药过程中注意监测肝功能变化，一旦出现疲劳、食欲缺乏、酱油色尿、右上腹不适、黄疸等症状，应及时就医。

（五）胞磷胆碱钠片

1. **使用方法**　常用推荐剂量是 0.1 ～ 0.2g/ 次，3 次 / 日。

2. **适应证与禁忌证**

（1）适应证：治疗脑外伤、脑卒中等脑部与神经相关的疾病疗效肯定，是神经保护剂，能够促进大脑的能量代谢，改善脑循环，促进意识清醒。

（2）禁忌证：对本品任何成分过敏者禁用。

3. 注意事项　该药安全性相对较高，但也可能出现一些不良反应，如胃肠道反应（口干、食欲缺乏、恶心、腹部不适等）。治疗期间不建议长期服用胞磷胆碱，一般在 3 ～ 6 个月即可，长期服用可引起失眠、肢体麻木、震颤等不良反应。

（六）银杏叶提取物片

1. 使用方法　常用推荐剂量是 40mg/ 次口服，3 次 / 日。

2. 适应证与禁忌证

（1）适应证：适用于脑供血不足、神经性耳鸣、冠心病等心脑血管疾病。

（2）禁忌证：有先天性半乳糖血症、葡萄糖或半乳糖吸收障碍综合征的患者禁用，对于银杏叶提取物过敏的患者禁用，儿童禁用。

3. 注意事项　服药期间会出现腹痛、反酸、头晕、头痛等不良反应。银杏叶提取物不能替代抗血小板聚集药、降脂稳定斑块药、抗高血压药等，一定要联合使用。

（七）尼麦角林片

1. 使用方法　常用推荐剂量是 20 ～ 60mg/d，分 2 ～ 3 次口服，勿咀嚼，连续给药足够的时间，至少 6 个月。

2. 适应证与禁忌证

（1）适应证：可改善由于脑梗死后遗症引起的反应迟钝、注意力不集中、记忆力衰退等，也适用于血管性痴呆，尤其在早期治疗时对认知、记忆等有改善，并能减轻疾病严重程度。

（2）禁忌证：近期的心肌梗死、急性出血、严重心动过缓、直立性低血压、出血倾向、对活性物质或麦角生物碱或任何赋形剂过敏者禁用。

3. 注意事项　过量口服尼麦角林会引起中枢系统反应，导致出现肢体震颤、运动失调等锥体外系反应，有时反而会加重病情；服药期间注意低嘌呤饮食，少吃海鲜、鱼虾、啤酒等高嘌呤食物，否则容易引起高尿酸血症或痛风，常见不良反应有低血压、潮热、面部潮红等头面部血管舒张引发的不良反应，但多可以耐受。

二、脑出血用药常识

（一）尼莫地平

1. 使用方法　蛛网膜下腔出血引起的脑血管痉挛一般推荐口服 40 ～ 60mg/ 次，3 次 / 日，3 ～ 4 周为 1 个疗程，如需手术的患者，手术当天停用，以后可继续服用。

2. 适应证与禁忌证

（1）适应证：蛛网膜下腔出血后的脑血管痉挛和急性脑血管病恢复期改善血液循环。

（2）禁忌证：脑水肿及颅内压增高患者及肝功能损害患者慎用。

3. **注意事项** 可引起血压降低，在高血压合并蛛网膜下腔出血或脑卒中患者中，注意减少或暂时停用抗高血压药物，减少本品的用药剂量，可产生假性肠梗阻，表现为腹胀、肠鸣音减弱。

（二）复方芦丁片

1. **使用方法** 常用推荐剂量是 20 ～ 40mg/ 次口服，3 次 / 日。

2. **适应证与禁忌证**

（1）适应证：主要用于脆性增加的毛细血管出血症，也用于高血压脑病、脑出血、视网膜出血、出血性紫癜、急性出血性肾炎等的辅助治疗。

（2）禁忌证：对本药物过敏者禁用。

3. **注意事项** 尚未明确。

（三）茴拉西坦胶囊

1. **使用方法** 常用推荐剂量为 2 粒 / 次，3 次 / 日，疗程 1 ～ 2 个月。根据病情和药后反应，用量和疗程可酌情增减。

2. **适应证与禁忌证**

（1）适应证：适用于脑出血后引起的记忆减退。

（2）禁忌证：对本品过敏或其他吡咯烷酮类药物不能耐受者禁用。

3. **注意事项** 有明显肝功能异常者应适当调整给药剂量，本品可加重舞蹈症者症状，建议安全使用范围为 300 ～ 1800mg/d。常见不良反应可见口干、食欲缺乏、便秘、头晕、嗜睡等，停药后消失，偶有兴奋、躁动和全身湿疹等不良反应。

（四）桂利嗪片

1. **使用方法** 常用推荐剂量是 25 ～ 50mg/ 次，3 次 / 日。

2. **适应证与禁忌证**

（1）适应证：用于脑出血恢复期、蛛网膜下腔出血恢复期等治疗。

（2）禁忌证：本药品过敏史，或有抑郁症病史的患者禁用此药。

3. **注意事项** 疲惫症状逐步加重者应减量或停药，严格控制药物应用剂量，当应用维持剂量达不到治疗效果或长期应用出现锥体外系症状时，应减量或停止服药。患有帕金森病等锥体外系疾病时，应慎用，驾驶员和机械操作者慎用。

（五）三磷酸腺苷二钠肠溶胶囊

1. **使用方法** 常用推荐剂量 1 ～ 2 粒 / 次，3 次 / 日。用量可根据年龄及症状酌情增减。

2. **适应证与禁忌证**

（1）适应证：用于脑出血后遗症的辅助治疗。

（2）禁忌证：脑出血初期患者禁用，本品过敏者禁用，当药品形状发生改变时禁止使用。

3.**注意事项**　服药期间常见不良反应有恶心、呕吐、腹痛、腹泻、头晕、头痛、皮疹、瘙痒、心悸等。

三、脑瘤术后用药常识

（一）丙戊酸钠缓释片

1.**使用方法**　常用推荐剂量是每日按体重 20 ～ 30mg/kg，分两次服用；在癫痫已得到良好控制的情况下，可考虑 1 次 / 日。缓释片应整片吞服，可以对半掰开服用，但不能研碎或咀嚼。

2.**适应证与禁忌证**

（1）适应证：用于脑瘤术后癫痫发作。

（2）禁忌证：对丙戊酸盐、双丙戊酸盐、丙戊酰胺或本品种任何成分过敏者禁用，急性肝炎、慢性肝炎、有严重肝炎病史或家族史者禁用，特别是与用药相关的肝卟啉症患者及尿素循环障碍疾病患者禁用。

3.**注意事项**　罕见严重肝功能损伤，包括致死性的病例报道，极少数患者出现胰腺炎，妊娠妇女后代有潜在的致畸风险等。

（二）洛莫司汀胶囊

1.**使用方法**　推荐剂量为 100 ～ 130mg/m² 顿服，每 6 ～ 8 周口服 1 次，3次为 1 个疗程。

2.**适应证与禁忌证**

（1）适应证：抗肿瘤药物，可通过血脑屏障，进入脑脊液，常用于脑部原发肿瘤（如成胶细胞瘤）及继发性肿瘤。

（2）禁忌证：有肝功能损伤、白细胞 $< 4 \times 10^9$/L，合并感染患者禁用。孕妇及哺乳期妇女应禁用。

3.**注意事项**　有肝功能一时性异常、骨髓抑制、感染、肾功能不全、经过放射治疗或抗癌药治疗的患者或有白细胞低下史者慎用，用药期间应注意随访检查血常规、肝肾功能等，患者宜睡前与止吐药、催眠药共服，用药当天不能饮酒，治疗前和治疗中应检查肝功能。

（三）替莫唑胺胶囊

1.**使用方法**　同步放、化疗期推荐剂量为 75mg/（m²·d）口服，共 42 天，同时接受放疗，随后接受 6 个周期的该药辅助治疗。空腹整粒吞服，1 次 / 日，每天在同一时间服用，口服时间与进食时间最好间隔 1 小时以上，建议在睡前空腹服用。

2.**适应证与禁忌证**

（1）适应证：抗肿瘤药物，适用于新诊断的多形性胶质母细胞瘤，开始先与放疗联合治疗，随后作为辅助治疗，亦可用于常规治疗后复发或进展的多形性胶质母细胞瘤或间变性星形细胞瘤。

（2）禁忌证：对替莫唑胺胶囊或达卡巴嗪过敏者、妊娠期、严重骨髓抑制患者禁用。

3.注意事项　常见不良反应有恶心、呕吐、骨髓抑制、疲惫、便秘、头痛、眩晕、呼吸短促、脱发、发热、肝功能异常等，注意血常规、肝功能的监测。替莫唑胺可导致疲劳和嗜睡，服用期间避免驾驶和操作机械。

四、帕金森病用药常识

（一）多巴丝肼胶囊

1.使用方法　尽可能在餐前 30 分钟或餐后 1 小时服用，常用推荐剂量是第 1 周 125mg/ 次，2 次 / 日，之后每隔 1 周，一日增加 125mg，一般一日剂量不得超过 1g，分 3 ～ 4 次服用。维持剂量 250mg/ 次，3 次 / 日。

2.适应证与禁忌证

（1）适应证：用于帕金森病、症状性帕金森综合征（脑炎后、动脉硬化性或中毒性），但不包括药物引起的帕金森综合征。

（2）禁忌证：严重精神疾患、严重心律失常、心力衰竭、青光眼、消化性溃疡和有惊厥史禁用。

3.注意事项　高血压、心律失常、糖尿病、支气管哮喘、肺气肿、肝肾功能障碍、尿潴留患者慎用。用药期间需注意检查血常规、肝肾功能及心电图。较常见的不良反应有恶心、呕吐、直立性低血压、头、面部、舌、上肢和身体上部的异常不随意运动、精神抑郁、排尿困难。

（二）盐酸苯海索片

1.使用方法　帕金森病、帕金森综合征，开始 1 ～ 2mg/d，以后每 3 ～ 5 天增加 2mg，直至疗效达到最好而又不出现不良反应为止，一般一日不超过 10mg，分 3 ～ 4 次服用，须长期服用。每日最多服用 20mg。药物诱发的锥体外系疾病，第 1 日 2 ～ 4mg，分 2 ～ 3 次服用，以后视需要及耐受情况逐渐增加至 5 ～ 10mg，老年患者应酌情减量。

2.适应证与禁忌证

（1）适应证：用于帕金森病、帕金森综合征，也可用于药物引起的锥体外系疾病。

（2）禁忌证：青光眼、尿潴留、前列腺肥大患者禁用。

3.注意事项　常见口干、视物模糊等，偶见心动过速、恶心、呕吐、尿潴留、便秘等不良反应。长期应用可出现嗜睡、抑郁、记忆力下降、幻觉等。老年人长期应用容易促发青光眼。伴有动脉硬化者，对常用量的抗帕金森病药容易出现精神错乱、定向障碍、焦虑、幻觉及精神病样症状，应慎用。

（三）盐酸金刚烷胺胶囊

1. 使用方法　口服，帕金森病、帕金森综合征，100mg/ 次，1～2 次 / 日，一日最大剂量为 400mg。

2. 适应证与禁忌证

（1）适应证：用于帕金森病、帕金森综合征、药物诱发的锥体外系疾病、一氧化碳中毒后帕金森综合征及老年人合并有脑动脉硬化的帕金森综合征。

（2）禁忌证：对本品过敏者禁用。

3. 注意事项　常见不良反应有眩晕、失眠和神经质、恶心、呕吐、厌食、口干、便秘等。下列情况下应在严密监护下使用：有癫痫史、精神错乱、幻觉、充血性心力衰竭、肾功能不全、外周血管性水肿或直立性低血压的患者。治疗帕金森病时不应突然停药，用药期间不宜驾驶车辆、操纵机械和高空作业。每日最后一次服药时间应在下午 4 时前，以避免失眠。

（四）左旋多巴片

1. 使用方法　口服，开始 0.25g/ 次，2～4 次 / 日，饭后服用，每隔 3～7 日增加一次剂量，增加范围为每日 0.125～0.75g，直至最理想的疗效为止，脑炎后及老年患者应酌减剂量。

2. 适应证与禁忌证

（1）适应证：用于帕金森病及帕金森综合征。

（2）禁忌证：严重精神疾患、严重心律失常、心力衰竭、青光眼、消化性溃疡和有惊厥史者禁用。

3. 注意事项　高血压、心律失常、糖尿病、支气管哮喘、肺气肿、肝肾功能障碍、尿潴留者慎用。用药期间需注意检查血常规、肝肾功能及心电图。较常见的不良反应有恶心，呕吐，直立性低血压，头、面部、舌、上肢和身体上部的异常不随意运动，精神抑郁，排尿困难等。

（五）甲磺酸 -α- 二氢麦角隐亭片

1. 使用方法　治疗帕金森病须根据患者的反应调节剂量，建议最初剂量为 5mg/ 次，2 次 / 日，维持剂量为 60mg/d，以后可以增加至 120mg/d，这一剂量按每周 2 次，每日增加 5mg 逐步达到，该药与左旋多巴同服，可以降低左旋多巴的剂量，但降低的剂量必须逐渐进行，以能维持最佳治疗效果为宜。

2. 适应证与禁忌证

（1）适应证：可用于帕金森病、头痛和偏头痛、高泌乳素血症的基础治疗，并改善由于神经功能退化、改变而造成的老年性痴呆和脑血管痴呆的各种综合症状。

（2）禁忌证：对本品过敏者、妊娠妇女和儿童禁用。由于本品对泌乳功能的抑制，哺乳期妇女禁用。

3. 注意事项　必须在医师的监督下进行，有妊娠可能的妇女在服药期间应采用相应的机械性避孕措施；红斑性肢痛并伴有消化性溃疡史的患者，须用其他药物替代治疗，有纤维化风险的患者如肺间质、心肌、心脏瓣膜和腹膜后纤维化，慎用该药。本品与左旋多巴合并治疗时，可能出现嗳气、胃部灼感、晕厥和头痛等，也可能出现水肿的报告。不适应症状一般出现在服药早期，十分短暂，有时与剂量有关，适当降低剂量即可得到缓解，服药期间可能出现恶心、呕吐、嗳气、胃部烧灼感、消化不良、眩晕、低血压、直立性低血压、乏力、嗜睡、焦虑、头痛和心动过速等不良反应。

五、认知障碍用药常识

（一）盐酸多奈哌齐片

1. 使用方法　初始剂量为 5mg/d，连服 1 个月后若效果不佳，可以增加至 10mg/d，并且保持不变；如果 5mg/d 的治疗效果尚可，则可以继续服用。

2. 适应证与禁忌证

（1）适应证：是治疗轻中度老年痴呆、血管性痴呆、脑卒中后认知功能障碍的一线用药，可逆性抑制乙酰胆碱酯酶对乙酰胆碱的水解，提高乙酰胆碱的浓度，从而改善记忆力减退、情绪异常、改善认知和学习能力，促进脑卒中患者肢体功能锻炼，提高自我生活能力等。

（2）禁忌证：对盐酸多奈哌齐、哌啶类生物或制剂中赋形剂有过敏史的患者禁用，禁用于孕妇；本制剂含有乳糖，对半乳糖不耐症、Lapp 乳糖酶缺乏症或葡萄糖 - 半乳糖吸收不良等罕见遗传问题的患者禁用。

3. 注意事项　该药可以长期服用，但要定期监测治疗效果和警惕不良反应，常见不良反应主要有胃肠道反应（恶心、呕吐、腹泻）、肌肉痉挛、乏力、肾功能异常等；服用该药期间如果仍出现明显的记忆力、认知力减退，则表明多奈哌齐的治疗效果不明显，此时可以考虑调整剂量或改用其他药物。

（二）氢溴酸加兰他敏

1. 使用方法　开始时 5mg/ 次，4 次 / 日，3 天后改为 10mg/ 次，4 次 / 日。

2. 适应证与禁忌证

（1）适应证：适用于良性记忆障碍，可提高患者指向记忆、图像回忆、无意义图形再认及人像回忆等能力，对痴呆患者和脑器质性病变引起的记忆障碍亦有改善作用。

（2）禁忌证：过敏、麻醉的情况下、心绞痛和心动过缓、严重哮喘或肺功能障碍、机械性肠梗阻、癫痫、重度肝肾损害患者禁用。

3. 注意事项　主要副作用有恶心、呕吐、腹泻、头痛、头晕、疲劳、体重减轻等。

（三）美金刚

1. **使用方法**　初始剂量为第 1 周 5mg/d，1 次 / 日，晨服；第 2 周 5mg/ 次，2 次 / 日；第 3 周早上 10mg，下午 5mg，2 次 / 日；第 4 周开始 10mg/ 次，2 次 / 日，每日最大剂量为 20mg。

2. **适应证与禁忌证**

（1）适应证：中重度阿尔茨海默型痴呆，是谷氨酸受体拮抗剂，具有保护神经细胞功能及促进认知功能恢复的作用。

（2）禁忌证：对本品的活性成分或其辅料过敏者禁用。

3. **注意事项**　常见不良反应有头晕、头痛、便秘、嗜睡、呼吸困难等。

（四）甘露特纳胶囊

1. **使用方法**　450mg/ 次，2 次 / 日，可空腹或与食物同服。

2. **适应证与禁忌证**

（1）适应证：适用于轻至中度阿尔茨海默病，与美金刚的作用机制不一样，通过对重塑肠道菌群平衡，降低肠道菌群代谢产物，降低外周及中枢炎症，从而改善认知功能障碍。

（2）禁忌证：对本品主要成分或辅料过敏者禁用。

3. **注意事项**　不良反应有转氨酶异常、血小板减少、头晕等。

（五）吡拉西坦

1. **使用方法**　口服 0.8 ～ 1.6g/ 次，3 次 / 日，4 ～ 8 周为 1 个疗程，症状好转后改为 0.4 ～ 0.8g/ 次，3 次 / 日。

2. **适应证与禁忌证**

（1）适应证：用于急、慢性脑血管疾病，脑外伤，各种中毒性脑疾病等多种原因所致的记忆减退及轻、中度脑功能障碍，也用于儿童智力发育迟缓。

（2）禁忌证：对于锥体外系疾病患者、舞蹈症者、脑出血患者、终末期肾病患者、重度肝功能障碍患者禁用。

3. **注意事项**　常见不良反应有恶心、腹部不适、食欲缺乏、腹胀等，服药期间不得擅自停药，应逐渐减量后停药，突然停药有增加癫痫发作的风险。肝、肾功能障碍者慎用并应适当减少剂量；与华法林合用时，亦应当减少剂量，防止出血并发症的发生。

（六）艾地苯醌片

1. **使用方法**　常规剂量 30mg/ 次，3 次 / 日，饭后服用。

2. **适应证与禁忌证**

（1）适应证：慢性脑血管病及脑外伤等所引起的脑功能损害，能改善主观症状、语言、焦虑、抑郁、记忆减退、智力下降等精神行为障碍。

（2）禁忌证：对本药成分过敏者禁用。

3. **注意事项** 常见不良反应为过敏、皮疹、恶心、食欲缺乏、腹泻、头晕、失眠等，较少见的不良反应为白细胞减少、肝功能损伤。服药期间需定期监测肝功能情况。

六、脊髓损伤用药常识

（一）甲钴胺片

1. **使用方法** 常用剂量 0.5mg/ 次，3 次 / 日，可以长期服用，如果服用 1 个月以上无效，则无须再服；老年患者因身体功能减退，建议酌情减少剂量。

2. **适应证与禁忌证**

（1）适应证：广泛应用于周围神经病变，恢复周围神经传导功能，修复受损的神经细胞。常应用于脊髓损伤患者。

（2）禁忌证：禁用于对甲钴胺或处方中任何辅料有过敏史的患者。

3. **注意事项** 该药需注意避光，其见光易分解，开封后建议立即服用，可能会出现的副作用包括过敏、食欲缺乏、恶心呕吐等，若出现上述症状建议立即停用。如果患者是长期从事接触汞及汞化合物的工作人员，最好不要长期大量服用，容易导致重金属中毒。

（二）普瑞巴林胶囊

1. **使用方法** 常用剂量 75～150mg/ 次，2 次 / 日，晚餐后服用。或者每次 50mg 或 100mg，每日 3 次。

2. **适应证与禁忌证**

（1）适应证：常用于治疗神经病理性疼痛，可用于脊髓损伤相关神经痛。

（2）禁忌证：对本品所含活性成分或任何辅料过敏者禁用。

3. **注意事项** 接受短期和长期普瑞巴林治疗后，可能会出现停药戒断症状，如需停用普瑞巴林，建议至少用 1 周时间逐渐减停。常见不良反应为头晕、嗜睡、血管性水肿、关节痛、肌痛、肌酸激酶升高、血小板计数减少等。

（三）盐酸乙哌立松片

1. **使用方法** 常用剂量 50mg/ 次，2～3 次 / 日，饭后服用，每日最大剂量不宜超过 300mg。

2. **适应证与禁忌证**

（1）适应证：通常用于治疗与颈部僵硬、腰痛和脑瘫等疾病相关的肌肉痉挛和僵硬，亦可用于痉挛性脊髓麻痹。

（2）禁忌证：对本品中任何成分有过敏史的患者禁用。既往有前列腺增生、前列腺肥大、肝肾功能严重异常等患者不宜服用。

3. **注意事项** 常见不良反应为头晕、嗜睡、头痛、口干和胃肠道不适等。

有药物过敏史及肝功能障碍患者慎用，服用本药时，有时会出现四肢无力、站立不稳、困倦等症状，当出现这些症状时，应减少用量或停止用药，用药期间不宜从事驾驶车辆等有危险性的机械操作。

（四）巴氯芬片

1. 使用方法　成人推荐初始剂量 5mg/ 次，3 次 / 日，逐渐增加剂量，每隔 3 天增服 5mg。

2. 适应证与禁忌证

（1）适应证：适用于脊髓疾病引起的痉挛状态，可放松肌肉缓解肌强直，减少紧张和痛性痉挛，是临床上治疗痉挛性偏瘫和截瘫的常用药。

（2）禁忌证：已知对巴氯芬或其他任何的辅料过敏者。

3. 注意事项　常见不良反应为日间镇静、嗜睡、恶心、口干、呼吸抑制、头痛、失眠等，停药前应逐渐减量，以防反跳现象。如有慢性阻塞性肺疾病、睡眠呼吸暂停综合征等呼吸困难性疾病、精神类疾病及癫痫患者慎用。

（五）盐酸替扎尼定片

1. 使用方法　患者初次使用时应有 2～4 周的剂量调整期。开始用量 2～4mg/ 次，6～8 小时 / 次。单用剂量一般不宜超过 8mg，一日用量一般不宜超过 24mg，该药口服有较强的首过效应，使用时应注意剂量个体化。

2. 适应证与禁忌证

（1）适应证：适用于疼痛性肌痉挛，可治疗夜间或间歇性痉挛，可用于降低脊髓外伤所致的骨骼肌张力增高、肌痉挛和肌强直，比巴氯芬更耐受。对脑卒中后痉挛也有积极作用。

（2）禁忌证：对盐酸替扎尼定及其他成分过敏的患者禁用，禁与环丙沙星或氟伏沙明同时使用。

3. 注意事项　常见不良反应为嗜睡、疲乏、头晕、口干、低血压、心率减慢等。在服用初期常出现急剧血压下降，应立即停药，长期服用会导致肝功能损伤，导致黄疸、腹痛等多种不良反应。

七、疼痛用药常识

（一）对乙酰氨基酚片

1. 使用方法　成人 1 片 / 次，可间隔 4～6 小时重复用药 1 次，24 小时内不得超过 4 次，每天剂量不超过 2g。

2. 适应证与禁忌证

（1）适应证：适用于轻中度疼痛，如头痛、关节痛、偏头痛、肌肉痛等。

（2）禁忌证：严重肝肾功能不全者禁用，对本品过敏者禁用。

3. 注意事项　主要在肝代谢，长期服用会产生肝毒性，需要定期监测肝功能。

（二）塞来昔布胶囊

1. **使用方法** 常用剂量 100mg/次，2 次/日。

2. **适应证与禁忌证**

（1）适应证：镇痛效果强于对乙酰氨基酚片，适用于成人急性疼痛，可用于缓解骨关节炎、成人类风湿关节炎、强直性脊柱炎的症状和体征。

（2）禁忌证：对塞来昔布或药物中其他任何一种成分过敏患者、对磺胺过敏患者、有活动性消化性溃疡/出血患者、重度心力衰竭患者禁用。

3. **注意事项** 最常见的副作用为胃肠道反应和潜在的心血管并发症风险，建议最低剂量、短期使用。服药期间不建议同时使用低剂量的阿司匹林。

（三）盐酸羟考酮缓释片

1. **使用方法** 整片吞服，1 片/次，初始剂量 5～10mg，每 12 小时服用 1 次。

2. **适应证与禁忌证**

（1）适应证：适用于严重到需要长期且持续、每天按时使用阿片类药物治疗，且替代治疗不能充分缓解的疼痛。

（2）禁忌证：对本药物成分过敏、缺氧性呼吸抑制、颅脑损伤、麻痹性肠梗阻、急腹症、胃排空延迟、慢性阻塞性呼吸道疾病、肺源性心脏病、急性或严重支气管哮喘、高碳酸血症、中重度肝功能障碍、重度肾功能障碍、慢性便秘患者禁用，孕妇或哺乳期妇女禁用，手术前或手术后 24 小时内不宜使用。

3. **注意事项** 最常见的副作用为便秘、恶心和镇静。长期服用容易产生躯体和心理依赖。当不再需要本药物治疗时，应逐渐降低剂量，每 2～4 天减量 25%～50%，同时检测戒断症状和体征。

（四）盐酸曲马多缓释片

1. **使用方法** 起始剂量 50～100mg/次，2～3 次/日，最大剂量 400mg/d，老年患者不超过 300mg/d，缓释制剂应整片吞服，不可掰开服用。镇痛效应一般能维持 4～8 小时。

2. **适应证与禁忌证**

（1）适应证：适用于中度和严重急慢性疼痛，如创伤、产科、外科手术、诊断探查产生的疼痛和癌症疼痛等，亦可用于压痛、关节痛、神经痛等。

（2）禁忌证：对曲马多或本药中其他成分或阿片类物质过敏者禁用；有严重呼吸抑制、严重脑损伤、意识模糊、急性或严重支气管哮喘者禁用；已知或疑为胃肠道梗阻者禁用；酒精、催眠药、麻醉剂、中枢镇痛药阿片类或精神药物急性中毒者禁用，本药可加重这些患者的中枢、呼吸系统抑制；嗜酒者禁用；1 岁以下儿童禁用所有剂型；12 岁以下儿童禁用曲马多单方口服制剂、栓剂；有自杀或成瘾倾向者禁用，经治疗未能充分控制的癫痫患者禁用。

3. **注意事项** 本药长期使用可能具有成瘾性，应提高警惕；本药不得用于戒毒治疗，亦不得作为对阿片类药物依赖者的替代药，因其不能抑制吗啡的戒断症状，本药可能损害执行潜在危险活动（如驾驶、操作机械）所需的精神或生理能力，故用药期间不得从事此类工作，长期使用阿片类药可能导致生育力降低，从另一种阿片类药转换为本药时，高估本药的剂量可导致首剂过量而引起死亡。

（五）度洛西汀

1. **使用方法**　起始剂量 30mg/d，连续用 1 周，随后增加为 60mg/d。

2. **适应证与禁忌证**

（1）适应证：常用于调节慢性疼痛的心理因素，适用于糖尿病周围神经病变 - 疼痛，纤维肌痛，慢性肌肉骨骼疼痛，化疗导致的疼痛 - 外周神经系统疾病。

（2）禁忌证：度洛西汀过敏的患者禁用。妊娠和哺乳期妇女、肝功能不全、肾功能不全患者禁用。

3. **注意事项**　应逐渐减药，不能骤然停药，容易导致戒断反应，甚至导致抑郁症加重。最常见的不良反应为头晕、恶心、头痛、腹泻、便秘、口干、男性性功能障碍、肝功能异常等，服药期间注意监测肝功能。

八、睡眠障碍用药常识

（一）佐匹克隆胶囊

1. **使用方法**　7.5mg/ 次，1 次 / 日，口服，临睡时服；老年人最初用量为临睡时服 3.75mg/ 次，仅在必要时服用 7.5mg/ 次。

2. **适应证与禁忌证**

（1）适应证：失眠症，尤其适用于不能耐受次晨残余作用的患者。

（2）禁忌证：禁用于对本品过敏者、失代偿的呼吸功能不全患者、重症肌无力、重症睡眠呼吸暂停综合征患者。

3. **注意事项**　肌无力患者用药时需注意医疗监护，呼吸功能不全者和肝、肾功能不全者适当调整剂量，使用本品时应绝对禁止摄入含酒精饮料，用药时间不宜过长，突然停药应小心监护，服药后不宜操作机械或驾车。

（二）酒石酸唑吡坦片

1. **使用方法**　应用本品治疗通常应使用最低有效剂量，不得超过 10mg/ 次，成人常用剂量是 1 次 / 日，10mg/ 次，本品应在临睡前服药，一晚只服用 1 次，不得多次服用。该药治疗时间应尽可能短，最短为数天，最长不超过 4 周，包括逐渐减量期，不建议长期使用吡唑坦，对于偶发性失眠（例如旅行期间），治疗 2 ～ 5 天；对暂时性失眠（例如烦恼期间），治疗 2 ～ 3 周。

2. **适应证与禁忌证**

（1）适应证：短效催眠药，仅适用于偶发性失眠症、暂时性失眠症的严重睡眠障碍的短期治疗及入睡困难为主要问题的患者。

（2）禁忌证：对吡唑坦或本品任何一种成分过敏患者、严重呼吸功能不全患者、睡眠呼吸暂停综合征、严重、急性或慢性肝功能不全、肌无力患者禁用；服用本品后出现过复杂睡眠行为禁用；先天性半乳糖血症，葡萄糖或半乳糖吸收不良综合征或乳糖酶缺乏症情况下禁用。

3. **注意事项**　部分患者在治疗后次日早晨会出现以下不良反应，包括困倦、反应时间延长、头晕、乏力、嗜睡、视物模糊／复视、精神警觉度降低、驾驶能力受损等情况，机动车驾驶员和机械操作人员需要慎用。一旦发生身体依赖，突然停止治疗有可能引起撤药症状，如头痛、躁动、意识模糊、易激惹。长期口服唑吡坦的患者会出现肌力减弱，导致站立不稳、易跌倒。

（三）阿普唑仑片

1. **使用方法**　治疗睡眠障碍时，成人常用量 0.4 ～ 0.8mg/ 次，睡前服用 1 次即可。

2. **适应证与禁忌证**

（1）适应证：催眠镇静药。适用于治疗失眠、焦虑症、抑郁症、恐惧等。

（2）禁忌证：孕妇和哺乳期妇女、重症肌无力、青光眼、尿潴留、重度前列腺增生、中重度肝肾功能不足、严重阻塞性肺疾病、睡眠呼吸暂停综合征患者、对于阿普唑仑过敏患者禁用。

3. **注意事项**　在服用阿普唑仑期间不宜饮酒，容易加重对大脑的抑制作用，导致晕厥、昏迷等严重不良后果；亦不要从事精密仪器的操作，如高空作业、汽车驾驶等，避免发生意外。长期服用该药会造成成瘾性，不建议长期、大剂量服药，避免突然停药，容易造成病情加重，需逐渐减量。常见头晕、头痛、嗜睡、肢体震颤、共济失调、肝肾功能损害、过敏等不良反应，服药期间注意监测肝、肾功能变化。

（四）艾司唑仑片

1. **使用方法**　起始剂量 1mg/ 次，1 次 / 晚，睡前 30 分钟服用，每天最大服用剂量不超过 4mg。

2. **适应证与禁忌证**

（1）适应证：长效催眠药，具有镇静催眠、抗焦虑等多重作用，适用于中重度失眠、慢性失眠，同时也可以治疗焦虑、抑郁、紧张等异常情绪所致的睡眠障碍。

（2）禁忌证：中枢神经系统处于抑制状态的急性酒精中毒、肝肾功能损害、重症肌无力、急性或易于发生的闭角型青光眼发作、严重慢性阻塞性肺部病变等患者禁用。

3. **注意事项**　不建议长期服用艾司唑仑，容易造成药物积累，对中枢神经系统造成损伤，在睡眠改善后逐渐减量，不可骤停。常见头晕、头痛、乏力、血压下降、肝肾功能异常等不良反应，服药期间注意肝功能监测。

九、尿潴留及尿失禁用药常识

（一）坦索罗辛

1. 使用方法　正常剂量为成人 0.2mg/ 次，1 次 / 日，饭后口服。

2. 适应证与禁忌证

（1）适应证：减少膀胱出口阻力，可明显降低尿潴留的发生，针对前列腺增生患者及外科术后患者，效果较好。

（2）禁忌证：有磺胺类过敏史的人群应慎用该药物。

3. 注意事项　该药物与其他抗高血压药物合用时，应密切注意血压变化，避免低血压发生。如有低血压发生，应就医调整给药方案。服该药后可能引起皮疹、腹泻、食欲缺乏、疲倦、恶心、呕吐、咳嗽、眼刺痛和腹痛的症状，一般可自行缓解，如发生的症状较严重或无法消除时，应及时就医，调整给药方案。

（二）溴吡斯的明片

1. 使用方法　常用口服剂量为 30 ～ 60mg，3 ～ 4 次 / 日。

2. 适应证与禁忌证

（1）适应证：本药为抗胆碱酯酶药，可增强膀胱逼尿肌收缩力，临床中可应用于尿潴留患者。

（2）禁忌证：有磺胺类过敏史的人群应慎用该药物。

3. 注意事项　服用期间可能出现腹泻、恶心、呕吐、汗和唾液增多等反应，情况严重及时就医，服药期间避免驾车和操作机器。

（三）米拉贝隆缓释片

1. 使用方法　正常剂量为 25mg/ 次，1 次 / 日，餐后服用。缓释片需整片吞服，不可以咀嚼、掰开或压碎。

2. 适应证与禁忌证

（1）适应证：为选择性 β_3 肾上腺素受体激动剂，通过作用于膀胱组织，使膀胱平滑肌松弛。适用于成年膀胱过度活动症患者尿急、尿频和（或）急迫性尿失禁的对症治疗。

（2）禁忌证：对米拉贝隆或本品的任何辅料过敏患者、控制不佳的重度高血压 [收缩压≥ 180mmHg 和（或）舒张压≥ 110mmHg] 患者。

3. 注意事项　该药物可引起血压升高，建议定期监测血压。常见不良反应为尿路感染、心动过速、恶心、便秘、腹泻、头痛、头晕等。

（四）盐酸丙哌维林缓释胶囊

1. 使用方法　常用剂量 30mg/ 次，1 次 / 日，饭后口服。

2. 适应证与禁忌证

（1）适应证：该药可以抑制膀胱肌肉的不稳定收缩力并增加膀胱的储尿能力，适用于治疗膀胱过度活动症。

（2）禁忌证：幽门、十二指肠及肠管闭塞的患者、下部尿路闭塞的患者、青光眼患者、严重的心脏病患者、对本品过敏者禁止服用。

3. 注意事项　常见不良反应为头痛、眼部调节异常、视力异常、口干、便秘、腹痛、消化不良、疲劳等。该药物会引起困倦及视力低下，服用后不可驾驶汽车及进行有危险性的机械操作。

（五）托特罗定

1. 使用方法　常用剂量 2mg/ 次，2 次 / 日，根据患者的反应和耐受程度，剂量可下调到 1mg/ 次，2 次 / 日。

2. 适应证与禁忌证

（1）适应证：该药是竞争性 M 胆碱受体阻滞剂，对 M 胆碱受体有高度特异性。用于治疗过度兴奋引起的尿频、尿急或紧迫性尿失禁等。

（2）禁忌证：对于尿潴留、胃潴留、未控制的闭角型青光眼、重症肌无力、严重的溃疡性结肠、中毒性巨结肠患者禁用。

3. 注意事项　用药前后及用药时应当检查或监测膀胱内压、常规生化检查、心率及收缩压。

（六）琥珀酸索利那新

1. 使用方法　常用剂量 5 ～ 10mg/ 次，1 次 / 日。

2. 适应证与禁忌证

（1）适应证：该药物可选择性作用于膀胱，可收缩膀胱平滑肌，抑制逼尿肌的过度活动，缓解尿失禁、尿频、尿急等症状。

（2）禁忌证：进行血液透析的患者、严重肝功能损伤患者、重症肌无力和闭角型青光眼的患者禁用。

3. 注意事项　服用该药期间最常见的不良反应为轻微的口干。

十、腹泻及便秘用药常识

（一）洛哌丁胺

1. 使用方法　急性腹泻推荐剂量 2mg/ 次，1 次 / 日，首剂加倍。服用该药 48 小时后，临床症状无改善，应停用本药。慢性腹泻起始剂量 4mg，随症状调节，每日 1 ～ 6 粒，24 小时最大服药量不超过 16mg。

2.适应证与禁忌证

（1）适应证：长效止泻药，适用于分泌性腹泻，对前列腺素、霍乱毒素引起的肠过度分泌有显著抑制作用。

（2）禁忌证：洛哌丁胺过敏患者、2 岁以下儿童、哺乳期妇女、细菌性痢疾伴发热、肠梗阻、便秘、胃肠胀气、严重脱水、溃疡性结肠炎急性发作期、肝肾功能障碍等患者禁用。

3.注意事项　普通感染性腹泻患者慎用，否则可能引起感染灶扩散或加重。用药期间补充水和电解质，服用期间可能会出现高血糖、恶心呕吐、口干、头晕、嗜睡、疲劳、过敏反应、急性肾衰竭等不良反应，无腹泻的腹痛时，不应使用。

（二）蒙脱石散

1.使用方法　成人每次 1 袋，每日 3 次，空腹服用，一般选在两餐之间及晚上临睡前服用；急性腹泻服用本药治疗时，首次剂量应加倍，若服用 1～2 天腹泻未改善应及时就医。

2.适应证与禁忌证

（1）适应证：适用于成人急、慢性腹泻，对消化道内细菌、病毒、毒素具有固定、抑制作用，可覆盖消化道黏膜，修复、保护肠黏膜屏障。

（2）禁忌证：对该药活性成分或任何辅料过敏者禁用。

3.注意事项　该药科学服用相对安全，常见不良反应是便秘、排便不畅，不可长期服用。重度慢性便秘病史患者慎用，急性腹泻患者注意纠正脱水。

（三）复方谷氨酰胺肠溶胶囊

1.使用方法　治疗腹泻 2～3 粒 / 次，3 次 / 日，饭前 30 分钟服用；肠道手术后促进肠黏膜修复 4 粒 / 次，3 次 / 日，疗程 2 周。

2.适应证与禁忌证

（1）适应证：该药能增强肠黏膜屏障功能，阻止或减少肠内细菌及毒素入血，促进受损肠黏膜的修复及功能重建，适用于各种原因所致的急、慢性肠道疾病，如肠道功能紊乱、肠易激综合征及非感染性腹泻。

（2）禁忌证：对该药任何成分过敏者、葡萄糖 -6- 磷酸脱氢酶缺乏症儿童禁用。

3.注意事项　常见不良反应有皮疹、瘙痒、恶心、呕吐、腹泻、头痛、头晕等，一般患者服用 1 周后症状可改善，病情较重、病程较长患者需服用 4 周，孕妇及哺乳期妇女慎用。

（四）盐酸小檗碱片

1.使用方法　常用口服剂量 60mg，3 次 / 日。

2. 适应证与禁忌证

（1）适应证：俗称黄连素，对革兰阳性及革兰阴性菌有抑制作用，适用于感染性腹泻。

（2）禁忌证：溶血性贫血患者及葡萄糖 -6- 磷酸脱氢酶缺乏症患者禁用。

3. 注意事项　常见不良反应较少，偶有恶心、呕吐、皮疹和药热，停药后消失。

（五）聚乙二醇 4000 散（电解质散剂）

1. 使用方法　口服 10g/ 次，1 ～ 2 次 / 日。

2. 适应证与禁忌证

（1）适应证：通过在肠内形成高渗状态，吸收水分，增加粪便体积，增加肠道蠕动，可用于糖尿病或需要无糖饮食的便秘患者。

（2）禁忌证：严重的炎性肠病、消化道穿孔、肠梗阻、不明原因的腹痛、已知对聚乙二醇或赋形剂的某一成分过敏者禁用。

3. 注意事项　大剂量用药可能会出现腹泻。服药期间可出现红斑、瘙痒、皮疹、血管性水肿、过敏性休克等不良反应，果糖不耐受患者不建议使用。

（六）乳果糖

1. 使用方法　剂量为每次 20ml，1 ～ 2 次 / 日。

2. 适应证与禁忌证

（1）适应证：主要用于慢性或习惯性便秘。乳果糖除了具有渗透性泻剂的作用外，同时还具有益生元的作用，通过调节肠道菌群的平衡起到治疗作用。

（2）禁忌证：对有乳酸血症、肠梗阻、急腹症患者禁用。

3. 注意事项　糖尿病患者慎用。

（七）比沙可啶肠溶片

1. 使用方法　成人 1 ～ 2 片 / 日，整片吞服。

2. 适应证与禁忌证

（1）适应证：作用于肠神经系统，增强肠道动力和刺激肠道分泌。

（2）禁忌证：长期服用会导致结肠黑病变。建议短期、间断服用。

3. 注意事项　＜ 6 岁儿童禁止服用。

（八）开塞露

1. 使用方法　外用，将容器顶端刺破或剪开，涂以油脂少许，缓慢插入肛门，然后将药液挤入直肠内，成人 1 支 / 次，儿童 0.5 支 / 次。

2. 适应证与禁忌证

（1）适应证：用于小儿、老年体弱便秘者的治疗。

（2）禁忌证：尚不明确。

3. 注意事项　刺破或剪开后的注药导管开口应光滑，以免擦伤肛门或直肠。

（九）双歧杆菌活菌胶囊

1. **使用方法**　餐后口服，成人 1 ～ 2 粒 / 次，早、晚各 1 次。

2. **适应证与禁忌证**

（1）适应证：适用于肠道菌群失调引起的肠功能紊乱，如便秘等。

（2）禁忌证：对本品过敏者禁用。

3. **注意事项**　避免与抗菌药同服，避免放于高温处，过敏体质慎用。

十一、骨质疏松的用药常识

（一）碳酸钙

1. **使用方法**　常用剂量 0.5g/ 次，1 ～ 2 次 / 日，咀嚼后咽下。

2. **适应证与禁忌证**

（1）适应证：用于治疗钙缺乏症，成人补钙咀嚼片。

（2）禁忌证：高钙血症、高钙尿症、含钙肾结石或肾结石病史患者禁用。

3. **注意事项**　妊娠、哺乳期妇女及高龄患者无须调整剂量，补充钙剂需适量，超大剂量补充钙剂可能增加肾结石和心血管疾病的风险。服药期间可能会出现嗳气和便秘，一般无须停药。大量进食富含纤维素的食物会抑制钙的吸收。

（二）维生素 D

1. **使用方法**　成人推荐维生素 D 摄入量为 400U（10mg）/d；65 岁及以上老年人因缺乏日照、摄入和吸收障碍常有维生素 D 缺乏，推荐摄入量为 600U（15mg）/d。

2. **适应证与禁忌证**

（1）适应证：该药可增加肠道钙吸收、促进骨骼矿化、保持肌力、改善平衡能力和降低跌倒风险，适用于骨质疏松症、骨折恢复期患者。

（2）禁忌证：高钙血症、高钙尿症、含钙肾结石或肾结石病史患者禁用。

3. **注意事项**　妊娠、哺乳期妇女及高龄患者无须调整剂量，补充钙剂需要适量，超大剂量补充钙剂可能增加肾结石和心血管疾病的风险。服药期间可能会出现嗳气和便秘，一般无须停药。大量进食富含纤维素的食物会抑制钙的吸收。

（三）阿仑膦酸钠片

1. **使用方法**　常用剂量 70mg/ 次、1 次 / 周，早餐前至少 30 分钟空腹，用 200ml 温开水送服。

2. **适应证与禁忌证**

（1）适应证：适用于治疗绝经后妇女的骨质疏松症，以预防髋部和脊柱骨折；亦适用于治疗男性骨质疏松以增加骨量。

（2）禁忌证：有食管动力障碍如食管弛缓不能、食管狭窄者，30 分钟内难以坚持站立或端坐位者禁用。

3. **注意事项**　该药物耐受性良好，少数患者可见腹痛、腹泻、恶心、便秘、消化不良等，不良反应通常轻微，一般不需要停止治疗。

（四）鲑降钙素注射剂

1. **使用方法**　鲑降钙素注射剂 50U/ 支，皮下注射或肌内注射，1 次 / 日。

2. **适应证与禁忌证**

（1）适应证：适用于骨质疏松症及其骨折引起的骨痛，亦可用于预防急性骨丢失，如近期出现过骨质疏松性骨折的患者。

（2）禁忌证：对降钙素过敏者禁用，孕妇及哺乳期妇女禁用。

3. **注意事项**　降钙素总体安全性良好，使用后可以出现恶心、呕吐、头晕、面部潮红伴发热感等不良反应。罕见多尿、寒战及心动过速、低血压和虚脱。

（五）阿法骨化醇

1. **使用方法**　常用口服剂量成人 0.5mg/ 次，1 次 / 日。

2. **适应证与禁忌证**

（1）适应证：用于提高骨密度。

（2）禁忌证：妊娠期妇女不宜使用。对维生素 D 及其类似物过敏、高钙血症、有维生素 D 中毒征患者禁用该药。

3. **注意事项**　小剂量单独使用（< 1.0mg/d）一般无不良反应，长期大剂量用药或与钙剂合用可能会引起高钙血症和高钙尿症，建议定期检查患者血钙和尿钙水平。此药不宜与钙剂、大剂量磷剂、噻嗪类利尿剂、洋地黄毒苷类药物、巴比妥类药物、含铝抗酸药合用。

（六）利塞膦酸钠

1. **使用方法**　常用口服剂量为 5mg/ 次，1 次 / 日，餐前 30 分钟直立位 200ml 清水送服，服药后 30 分钟内不宜卧床。

2. **适应证与禁忌证**

（1）适应证：用于治疗和预防绝经后妇女的骨质疏松症。

（2）禁忌证：禁用于对利塞膦酸过敏者、低钙血症患者、30 分钟内难以坚持站立或端坐位者、哺乳期妇女。

3. **注意事项**　常见不良反应有吞咽困难、食管炎、食管或胃溃疡、头痛、头晕、皮疹、关节痛等。

（七）雷奈酸锶干混悬剂

1. **使用方法**　常用口服剂量 2g/ 次，1 次 / 日，睡前服。

2. **适应证与禁忌证**

（1）适应证：该药具有抑制骨吸收和促进骨形成的双重作用，可用于治疗绝经后骨质疏松症以降低椎体和髋部骨折的危险性。

（2）禁忌证：对该药过敏者禁用。

3. **注意事项**　常见不良事件有恶心和腹泻，通常程度轻微并且短暂；严重不良反应如静脉血栓，严重的超敏反应综合征，特别是伴有嗜酸性粒细胞增多和全身症状的药物疹，需要停止使用雷奈酸锶，并及时至医院就诊。儿童和青少年患者不建议使用。严重肾病患者慎用。

（八）依普黄酮

1. **使用方法**　常见口服剂量 200mg/ 次、3 次 / 日，饭后口服。

2. **适应证与禁忌证**

（1）适应证：该药物为抑制骨吸收和促进骨形成的双重作用药物，可用于改善骨质疏松症的骨量减少。

（2）禁忌证：低钙血症患者禁用。

3. **注意事项**　常见不良反应有食欲缺乏、恶心、呕吐、腹痛、腹胀。